Lightfaden
Gelenke, Muskeln, Nerven

Light+faden

Gelenke, Muskeln, Nerven

Unter Mitarbeit von:

Ursula Martin, Lübeck
Kerstin Otto, Lübeck
Susanne Reimann, Lübeck

Urban & Fischer
München · Jena

Kritiken, Zuschriften an:
Urban & Fischer Verlag, Lektorat Fachberufe,
Karlstraße 45, 80333 München.

Die Deutsche Bibliothek - CIP-Einheitsaufnahme

Lightfaden Gelenke, Muskeln, Nerven /
unter Mitarb. von Ursula Martin ...
- 1. Aufl. - München ; Jena : Urban und Fischer, 1999
ISBN 3-437-45176-6

1. Auflage Juni 1999

99 00 01 02 03 5 4 3 2 1

Lektorat: Marie-Luise Bezzenberger, Lübeck
Redaktion: Petra Barteldt, Lübeck
Herstellung: Ute Landwehr, Lübeck
Satz: Medienkontor, Lübeck
Druck: Clausen & Bosse, Leck
Umschlagsgestaltung: prepress ulm
Gedruckt auf 70g/qm Terraprint

Vorwort

Der **Lightfaden Gelenke, Muskeln, Nerven** hilft nicht nur während der Ausbildung und bei der Prüfungsvorbereitung. Er bietet auch im Praktikum, auf der Station oder in der Praxis jederzeit die Möglichkeit

- sich schnell und sicher die nötigen Hintergrundinformationen zu Diagnosen zu verschaffen
- schnell anatomisches Detailwissen nachzuschlagen
- bei Neuverordnungen einen Überblick über zu erwartende Befunde und mögliche begleitenden Probleme zu erhalten.

Neben einem ausführlichen Index leisten separate Verzeichnisse aller Gelenke, Muskeln und Nerven wertvolle Hinweise bei der Orientierung.

Abkürzungsverzeichnis

ABD	Abduktion
ADD	Adduktion
ADR	Adduktorenreflex
AR	Außenrotation
ASR	Achillessehnenreflex
BSR	Bizepssehnenreflex
EXT	Extension
FLEX	Flexion
IR	Innenrotation
PSR	Patellarsehnenreflex
RPR	Radiusperiostreflex
TPR	Tibialis posterior Reflex
TSR	Trizepssehnenreflex
¡	verstärkt
»	beeinträchtigt, erschwert, herabgesetzt
»»	stark beeinträchtigt, erschwert, herabgesetzt

1

Gelenke der oberen Extremität und des Schultergürtels

1.1 Schultergürtel und Schulter

1

1.1.1 Sternoklavikulargelenk

Art. sternoclavicularis (mediales Schlüsselbeingelenk)

Knöcherne Gelenkpartner

- Incisura clavicularis am Manubrium sterni
- mediales Ende der Klavikula.

Eigenschaften

- **Typ:** Kugelgelenk
- **Zusatzstrukturen:** Faserknorpeliger Discus articularis teilt Gelenk in zwei Kammern
- **Führung:** ligamentär (Lig. costoclaviculare, Lig. interclaviculare, Ligg. sternoclavicularia anterior et posterior).

Bewegung

Die meisten Bewegungen des Schultergürtels werden gleichzeitig im medialen und lateralen Schlüsselbeingelenk (☞ 1.1.2) ausgeführt.

- Elevation/Depression: 40/0/10°
- Protraktion/Retraktion: 25–30/0/20–25°
- Rotation: ca. 30°.

Die Bewegungen können miteinander kombiniert werden, so daß das laterale Klavikulaende einen Kreis von ca. 10–12 cm Durchmesser beschreibt.

1.1.2 Akromioklavikulargelenk

Art. acromioclavicularis (laterales Schlüsselbeingelenk, Schultereckgelenk)

Knöcherne Gelenkpartner

- Laterales Ende der Klavikula
- Akromion.

Eigenschaften

- **Typ:** Kugelgelenk
- **Zusatzstrukturen:** manchmal unvollständiger Discus articularis
- **Führung:** ligamentär (Lig. acromioclaviculare, Lig. coracoclaviculare, Lig. trapezoideum, Lig. conoideum).

Bewegung

Es sind kaum isolierte Bewegungen möglich. Die meisten Bewegungen des Schultergürtels werden gleichzeitig im medialen und lateralen Schlüsselbeingelenk ausgeführt (☞ 1.1.1).

Besonderheiten

„Klaviertastenphänomen“ bei sog. Schultereckgelenksprengung (Riß des Lig coracoclaviculare, oft mit Riß des Lig. acromioclaviculare kombiniert): die Klavikula hebt sich bei Kaudalzug am Arm nach kranial.

1.1.3 Skapulothorakalgelenk

Art. scapulothoracale (Schulterblatt-Thoraxgelenk)

Gelenkpartner

Das Gelenk besteht aus zwei Gleitspalten zwischen Schulterblatt, Thoraxmuskulatur und Thorax:

- 1. Gleitspalt zwischen M. subscapularis (ventrale Skapulafläche) und M. serratus anterior
- 2. Gleitspalt zwischen M. serratus anterior und Thoraxwand.

Eigenschaften

Typ: kein anatomisches, sondern funktionelles Gelenk.

Bewegung

Mitbewegungen bei Bewegungen des Schultergürtels oder des Armes.

- **Drehung um die Sagittalachse:** Bei ABD oder FLEX des Armes bis ca. 60° gleitet der Angulus inferior ca. 10 cm nach lateral, der Angulus superior um ca. 2–3 cm nach medial
- **Kranial- und Kaudalverschiebung:** Bei Elevation des Schultergürtels wird das Schulterblatt um 8–10 cm nach kranial verschoben, bei Depression des Schultergürtels findet eine Kaudalbewegung des Schulterblattes um ca. 3 cm statt
- **ABD/ADD:** Bei Retraktion des Schultergürtels kommt es zu einer Adduktionsbewegung des Schulterblattes an die Wirbelsäule von 5 cm, während eine Abduktionsbewegung um ca. 5 cm bei Protraktion des Schultergürtels auftritt.

Besonderheiten

Tritt immer gleichzeitig mit Schultergelenk sowie Akromioklavikular- und Sternoklavikulargelenk in Funktion, die Gelenke sind je nach durchgeführter Bewegungsrichtung unterschiedlich beteiligt. Eine Bewegung in den echten Gelenken ohne Mitbewegung des Skapulothorakalgelenkes ist nicht möglich.

Bewegungen des Schulterblattes

- **Elevation** (nach kranial): M. trapezius (Pars descendens, Pars transversa), M. levator scapulae, Mm. rhomboidei
- **Depression** (nach kaudal): M. trapezius (Pars ascendens), M. latissimus dorsi, M. pectoralis major, M. serratus anterior, M. subclavius
- **ABD** (nach ventrolateral): M. serratus anterior, Mm. pectoralis major et minor
- **ADD** (nach dorsomedial): M. trapezius (alle drei Anteile), Mm. rhomboidei, M. latissimus dorsi.

1.1.4 Schultergelenk

Art. humeri, Art. glenohumeralis

Knöcherne Gelenkpartner

- Caput humeri (Oberarmkopf)
- Cavitas glenoidalis des Schulterblattes (Schultergelenkspfanne).

Eigenschaften

- **Typ:** dreiachsiges Kugelgelenk
- **Zusatzstrukturen:** faserknorpelige Gelenklippe (Labrum glenoidale), welche die Pfanne vergrößert
- **Führung:**
  muskulär, Stabilisation hauptsächlich durch Rotatorenmanschette (☞ S. 55)
  - wenig ligamentäre Stabilisation (Lig. acromioclaviculare, Lig. coracoacromiale, Lig. coracoclaviculare).

Bewegung

Die Bewegungsausschläge sind bei Mitbewegung des Schultergürtels größer als bei einer isolierten Oberarmbewegung.

- EXT/FLEX (Retroversion/Anteversion)
  - ohne Schultergürtel: 30–40/0/90°
  - mit Schultergürtel: 40/0/150–170°
  - in der Horizontalebene: 40/0/100°
- ABD/ADD
  - ohne Schultergürtel: 90/0/30°
  - mit Schultergürtel: 170–180/0/40°
- AR/IR
  - ohne Schultergürtel: 60/0/70°
  - mit Schultergürtel: 90/0/90–100°.

Endgefühl Alle Bewegungsrichtungen: fest-elastisch.

Besonderheiten

- Stärker luxationsgefährdet als andere Gelenke, Luxation meist nach ventral-kaudal
- bei Lähmung, Schwäche oder Verletzung der gelenksumgebenden Muskulatur kann es durch das Armgewicht zur Subluxation nach kaudal kommen.

Bewegungen im Schultergelenk

- **EXT** (Retroversion): M. deltoideus (Pars spinalis), M. latissimus dorsi, M. teres major, M. triceps brachii (Caput longum)
- **FLEX** (Anteversion, Elevation): M. deltoideus (Pars clavicularis), M. pectoralis major (Pars clavicularis), M. biceps brachii (bes. Caput longum), M. coracobrachialis
- **ABD:** M. deltoideus (bis 60° ABD nur Pars acromialis), M. supraspinatus, M. subscapularis (kranialer Anteil), M. infraspinatus (kranialer Anteil), M biceps brachii (Caput longum, bei AR-Stellung)
- **ADD:** M. deltoideus (Pars clavicularis, Pars spinalis, bis 60° ABD), M. latissimus dorsi, Mm. teres major et minor, M. infraspinatus (kaudaler Anteil), M. subscapularis (kaudaler Anteil), M. pectoralis major, M. coracobrachialis, M. triceps brachii (Caput longum), M. biceps brachii (Caput breve)
- **IR:** M. deltoideus (Pars clavicularis), M. latissimus dorsi, M. teres major, M. subscapularis, M. pectoralis major, M. biceps brachii (Caput longum)

1

- **AR:** M. deltoideus (Pars spinalis), M. supraspinatus, M. infraspinatus, M. teres minor.

Bei allen Bewegungen des Armes muß zwischen einer Einstellbewegung des Schultergürtels und einer Oberarmbewegung im Schultergelenk unterschieden werden.

Bewegungen in und über der Horizontalen

Die FLEX (Anteversion) über die Horizontale wird auch als Elevation bezeichnet.
In der Horizontalebene werden EXT und FLEX auch als horizontale ABD (EXT) und horizontale ADD (FLEX) bezeichnet.

1.2 Ellenbogen

Art. cubiti
Zweiachsiges Drehscharniergelenk aus drei Teilgelenken mit gemeinsamer Gelenkkapsel.

1.2.1 Humeroulnargelenk

Art. humeroulnaris

Knöcherne Gelenkpartner

- Trochlea humeri
- Incisura trochlearis ulnae (Ellenzange).

Eigenschaften

- **Typ:** Scharniergelenk
- **Führung:** knöchern
  - Führungsleiste in der Incisura trochlearis greift in Führungsrinne der Trochlea humeri
  - Olekranon begrenzt durch Einrasten in die Fossa olecrani humeri die EXT.

Bewegung EXT/FLEX: 10/0/150°.

Endgefühl

EXT: hart-elastisch.

FLEX:

- häufig weich-elastisch (Muskelstopp)
- sonst fest-elastisch (Bänderstopp).

Besonderheiten

Nach Luxationsfrakturen häufig bleibende Bewegungseinschränkungen.

1.2.2 Humeroradialgelenk

Art. humeroradialis

Knöcherne Gelenkpartner

- Capitulum humeri
- Fovea articularis capitis radii.

Eigenschaften

- **Typ:** Drehscharniergelenk
- **Führung:** ligamentär, Lig. collaterale radiale geht distal in das Lig. anulare radii (☞ 1.2.3) über und stabilisiert das Gelenk gegen Ab- und Adduktionsbewegungen (fixiert das Radiusköpfchen an der Ulna).

Bewegung

- EXT/FLEX: 10/0/150°
- Rotation bei Pro- und Supination des Unterarms.

Da die Supinations- und Pronationsbewegung über das proximale Radioulnargelenk (☞ 1.2.3) erfolgt, wird die Drehbewegung im Humeroradialgelenk nicht in Bewegungsgraden angegeben.

> Humeroulnar- und Humeroradialgelenk können nicht separat bewegt werden.

Besonderheiten

Bei Kleinkindern häufig präanuläre Subluxation des Radiusköpfchens „Pronation doloureuse": Durch plötzlichen Zug am gestreckten und pronierten Unterarm luxiert das Radiusköpfchen aus dem oberen Anteil des Lig. annulare und klemmt dieses am Capitulum humeri ein.

1

Bewegungen im Ellenbogengelenk

- **EXT:** M. triceps brachii (Caput mediale, Caput laterale, Caput longum), M. anconeus, M. articularis cubiti
- **FLEX:** M. biceps brachii (Caput longum, Caput breve), M. brachialis, M. pronator teres (Caput humerale), M. flexor carpi radialis, M. flexor digitorum superficialis (Caput humeroulnare), M. brachioradialis, M. extensor carpi radialis longus und brevis.

1.2.3 Proximales Radioulnargelenk

Art. radioulnaris proximalis

Knöcherne Gelenkpartner

- Incisura radialis ulnae
- Circumferentia articularis radii und Lig. annulare radii.

Eigenschaften

- **Typ:** einachsiges Drehgelenk
- **Zusatzstrukturen:** osteofibröser Ring aus überknorpelter Incisura radialis ulnae und Lig. annulare radii (funktioniert als Fixation und Gelenkoberfläche)
- **Führung:** ligamentär (Lig. annulare radii, Lig. quadratum).

Bewegung Supination/Pronation: 70–85/0/60–80°.

Besonderheiten

- Bei rheumatischer Arthritis häufig arthrotische Deformierung des Radiusköpfchens
- nach operativer Resektion des Radiusköpfchens Instabilität des Ellenbogens durch Durchtrennung des Lig. annulare.

1.3 Handgelenke

1

1.3.1 Distales Radioulnargelenk

Art. radioulnaris distalis

Knöcherne Gelenkpartner

- Incisura ulnaris radii
- Circumferentia articularis ulnae.

Eigenschaften

- **Typ:** Radgelenk
- **Zusatzstrukturen:** dreieckiger Discus articularis zwischen Ulnakopf und Handwurzel (☞ 1.3.2)
- **Führung:** muskulär (M. pronator teres, M. pronator quadratus, M. supinator).

Bewegung

Supination/Pronation: 70–85/0/60–80°.
Der Radius umkreist dabei die Ulna.

Endgefühl Proximales und distales Radioulnargelenk:

- Supination: fest-elastisch
- Pronation: hart-elastisch.

Besonderheiten

Eine Inkongruenz der Gelenkflächen nach distalen Radiusfrakturen hat eine vermehrte Zugbelastung des Discus articularis zur Folge.

Bewegungen im proximalen und distalen Radioulnargelenk

- **Supination:** M. biceps brachii (Caput longum, Caput breve), M. supinator, M. abductor pollicis longus, M. brachioradialis (aus Pronationsstellung), M. extensor carpi radialis longus und brevis (aus Pronationsstellung)
- **Pronation:** M. pronator teres (Caput humerale, Caput ulnare), M. flexor carpi radialis, M. pronator quadratus, M. brachioradialis (aus Supinationsstellung), Mm. extensor carpi radialis longus et brevis (aus Supinationsstellung).

Die Drehbewegung erfolgt immer in beiden Radioulnargelenken gleichzeitig.

1.3.2 Proximales Handgelenk

1

Art. radiocarpea (Radiokarpalgelenk)
Proximales und distales Handgelenk haben je eine eigene Gelenkkapsel, arbeiten funktionell jedoch immer zusammen.

Knöcherne Gelenkpartner
- Radius
- proximale Reihe der Handwurzelknochen (Os scaphoideum, Os lunatum, Os triquetrum, Os pisiforme).

Eigenschaften
- **Typ:** Eigelenk
- **Zusatzstrukturen:** faserknorpeliger Discus articularis ulnocarpalis, der sich zu den Rändern hin verdickt
- **Führung:** ligamentär (Discus articularis ulnocarpalis, Lig. radioulnaris, Lig. collaterale ulnae, Lig. triangularis).

Bewegung
- Dorsalextension/Palmarflexion: 40–70/0/50–70°
- ABD Radial/Ulnar: 25–30/0/30–40°.

> Die Palmarflexion findet überwiegend im proximalen Handgelenk statt.

Besonderheiten
Bei Rheuma wird der Discus articularis ulnocarpalis sehr früh zerstört. Zusammen mit einer synovialen Schwellung im distalen Radioulnargelenk entsteht das sog. „Ulnarköpfchensyndrom", welches einen Stabilitätsverlust und eine veränderte Kraftfortleitung zur Folge hat.

1.3.3 Distales Handgelenk

Art. mediocarpea

Knöcherne Gelenkpartner
- proximale Reihe der Handwurzelknochen (Os scaphoideum, Os lunatum, Os triquetrum, Os pisiforme)
- distale Reihe der Handwurzelknochen (Os trapezium, Os trapezoideum, Os capitatum, Os hamatum).

Eigenschaften

- **Typ:** „verzahntes" Scharniergelenk
- **Führung:** ligamentär (Lig. carpi arcuatum, Ligg. intercarpea dorsalia, Ligg. intercarpea palmaria, Lig. radiocarpeum, Lig. carpi radiatum, Lig. pisohamatum, Lig. pisometacarpeum, Lig. carpi transversum).

Bewegung (☞ 1.3.2)

Endgefühl Proximales und distales Handgelenk:

- Dorsalextension: hart-elastisch
- Palmarflexion: fest-elastisch
- radiale/ulnare ABD: fest-elastisch.

Besonderheiten

- Die Dorsalextension erfolgt überwiegend im distalen Handgelenk
- durch das labile Gefüge der Handwurzelknochen können dort keine Muskeln ansetzen. Die auf das Handgelenk einwirkenden Muskeln tragen zwar die Bezeichnung *carpi*, setzen jedoch nicht am Karpus, sondern am Metakarpus an.

Bewegungen im proximalen und distalem Handgelenk

- **Dorsalextension:** M. extensor digitorum communis, M. extensor digiti minimi, M. extensor carpi ulnaris, M. extensor pollicis longus, M. extensor indicis, Mm. extensor carpi radialis longus et brevis
- **Palmarflexion:** M. abductor pollicis longus, M. flexor carpi radialis, M. flexor carpi ulnaris, M. palmaris longus, Mm. flexor digitorum superficialis et profundus, M. flexor pollicis longus
- **Ulnare ABD:** M. extensor carpi ulnaris, M. flexor carpi ulnaris, Mm. flexor digitorum superficialis et profundus, M. extensor digitorum communis, M. extensor digitorum minimi
- **Radiale ABD:** M. abductor pollicis longus, Mm. extensor pollicis longus et brevis, M. flexor carpi radialis, Mm. extensor carpi radialis longus et brevis.

1.3.4 Daumensattelgelenk

1

Art. carpometacarpea pollicis

Knöcherne Gelenkpartner
- Basis des Metakarpale I
- Os trapezium.

Eigenschaften
- **Typ:** Sattelgelenk
- **Führung:**
  - ligamentär (Lig. metacarpale interosseum, dorsale und palmare Bandzüge)
  - muskulär (M. opponens pollicis, M. adductor pollicis).

Bewegung
- EXT/FLEX: 30/0/40°
- ABD/ADD: 50/0/10°
- Zirkumduktion: Kombination von EXT/ABD/FLEX/ADD
- Opposition: Kombination von ADD/FLEX/IR (Spitze des Daumens erreicht das Grundgelenk des 5. Fingers).

Endgefühl Alle Bewegungsrichtungen: fest-elastisch.

Besonderheiten
Das Daumensattelgelenk ist im Gegensatz zu allen anderen Karpometakarpalgelenken (☞ 1.3.5) keine Amphiarthrose.

Bewegungen im Daumensattelgelenk
- **EXT:** M. extensor pollicis brevis, M. extensor pollicis longus, M. abductor pollicis longus
- **FLEX:** M. flexor pollicis longus, M. opponens pollicis, M. flexor pollicis brevis (Caput superficialis)
- **ABD:** M. abductor pollicis longus (in der Ebene des Handtellers), M. extensor pollicis brevis, M. abductor pollicis brevis (rechtwinklig zum Handteller), M. opponens pollicis
- **ADD:** M. adductor pollicis, M. interosseus dorsalis, M. flexor pollicis brevis, M. extensor pollicis longus
- **Opposition:** M. opponens pollicis, M. abductor pollicis brevis, Mm. flexor pollicis longus et brevis.

1.3.5 Karpometakarpalgelenke II–V

Art. carpometacarpea II–V

Knöcherne Gelenkpartner

- Basen der Metakarpale II–V
- Distale Handwurzelreihe: Os trapezoideum (II), Os capitatum (III), Os hamatum (IV), Os hamatum mit Hamulus ossis hamati (V).

Eigenschaften

- **Typ:** sattelförmige Gelenkflächen
- **Zusatzstrukturen:** Plicae synovialis innerhalb des Gelenkspaltes zwischen Os capitatum und Os hamatum
- **Führung:** ligamentär (Ligg. carpometacarpea palmaria et dorsalia).

Bewegung

Die Art. carpometacarpea II–V sind Amphiarthrosen mit unterschiedlicher Beweglichkeit.

Im 4. und 5. Karpometakarpalgelenk sind Flexions- und Extensionsbewegungen von ca. 15–30° sowie geringe Seit- und Drehbewegungen möglich.

Endgefühl Fest-elastisch.

1

1.4 Fingergelenke

1.4.1 Grundgelenke der Finger und des Daumens

Art. metacarpophalangeales (MCP-Gelenke)

Knöcherne Gelenkpartner

- Basis der proximalen Phalanx (Grundphalanx)
- Metakarpalköpfchen.

Eigenschaften

- **Typ:** Kugelgelenke
- **Zusatzstrukturen:** Faserknorpelplatte, vergrößert palmar die Basis der proximalen Phalanx
- **Führung:**
  - muskulär über Sehnenführung (M. flexor digitorum superficialis, M. flexor perforatus, M. flexor perforans)
  - ligamentär (Ligg. palmaria und Faserknorpelplatte), Einschränkungen der Ab- und Adduktionsbeweglichkeit bei Flexion durch Ligg. collateralia.

Bewegung

- EXT/FLEX
  - MCP I: 0/0/40°
  - MCP II–V: 30–40/0/80–90°
- ABD/ADD: 20–30/0/20–30°
- Rotation (nur passiv): 10–20° in jede Richtung.

Endgefühl Alle Bewegungsrichtungen: fest-elastisch.

Besonderheiten

Im Gegensatz zu allen anderen Gelenken des Körpers spannen sich die Kollateralbänder der Metakarpophalangealgelenke bei der FLEX an und nicht bei der EXT. Dies ermöglicht der Hand einen sicheren Zugriff.

Bewegungen in den MCP-Gelenken

- **EXT:** M. extensor pollicis brevis, M. extensor pollicis longus, M. extensor digitorum, M. extensor indicis, M. extensor digiti minimi
- **FLEX:** M. flexor pollicis brevis, M. flexor pollicis longus, M. adduktor pollicis, M. abductor pollicis brevis, Mm. lumbricales, Mm. interossei palmares, Mm. interossei dorsales, Mm. flexor digitorum superficialis et profundus, M. flexor digiti minimi brevis, M. abductor digiti minimi
- **ABD:** Mm. interossei dorsales, M. abductor digiti minimi, Mm. lumbricales, M. flexor digiti minimi brevis
- **ADD:** Mm. interossei palmares, M. extensor indicis.

1.4.2 Mittelgelenke des Daumens und der Finger

Art. interphalangeales proximales (Proximale Interphalangealgelenke, PIP-Gelenke)

Knöcherne Gelenkpartner

- Basis der Mittelphalanx
- Köpfchen der Grundphalanx.

Eigenschaften

- **Typ:** Scharniergelenke
- **Zusatzstrukturen:** Vergrößerung der Gelenkflächen durch Faserknorpelplatten
- **Führung:** muskulär über Sehnenführung (M. extensor digitorum, M. flexor digitorum superficialis, M. extensor carpi ulnaris, M. extensor digiti minimi, M. extensor digitorum, Mm. extensor pollicis longus et brevis, Mm. extensores carpi radialis longus et brevis, M. abductor pollicis longus).

Bewegung EXT/FLEX

- PIP I: 5–10/0/80°
- PIP II–V: 0/0/110°.

Endgefühl Alle Bewegungsrichtungen: fest-elastisch.

1.4.3 Fingerendgelenke

1

Art. interphalangeales distales (Distale Interphalangealgelenke, DIP-Gelenke)

Knöcherne Gelenkpartner

- Basis der Endphalanx
- Köpfchen der Mittelphalanx.

Eigenschaften

- **Typ:** Scharniergelenke
- **Zusatzstrukturen:** Vergrößerung der Gelenkflächen durch kleine Faserknorpelplatten
- **Führung:** ☞ 1.4.2.

Bewegung EXT/FLEX: 0/0/80°.

Endgefühl Alle Bewegungsrichtungen: fest-elastisch.

Besonderheiten

PIP- und DIP-Gelenke zeigen bei Rheumatikern oft typische Fehlstellungen.

- „Knopflochdeformität": Flexionsstellung im PIP- und Extension im DIP-Gelenk durch Zerstörung des mittleren Dorsalaponeurosezügels in Höhe der PIP-Gelenke
- „Schwanenhalsdeformität": Extensionsstellung in den PIP- und Flexionsstellung in den DIP-Gelenken infolge eines gestörten Gleichgewichtes zwischen Flexoren und Extensoren.

Bewegungen in den PIP- und DIP-Gelenken

- **EXT:** M. extensor pollicis longus, M. extensor digitorum, M. extensor indicis, Mm. lumbricales, Mm. interossei dorsales, Mm. interossei palmares, M. extensor digiti minimi
- **FLEX:** M. flexor pollicis longus, M. flexor digitorum superficialis, M. flexor digitorum profundus, M. abductor digiti minimi.

2

Gelenke der unteren Extremität

2.1 Hüfte, Knie und proximaler Unterschenkel

2.1.1 Hüftgelenk

2

Art. coxae

Knöcherne Gelenkpartner

- Acetabulum ossis coxae (Hüftgelenkspfanne)
- Caput femoris (Hüftkopf).

Eigenschaften

- **Typ:** Kugelgelenk
- **Zusatzstrukturen:** Faserknorpeliges Labrum acetabuli erhöht den Rand der Gelenkpfanne und schließt den Hüftkopf ein
- **Führung:**
  - knöchern durch tiefe Gelenkpfanne („Nußgelenk")
  - ligamentär (Lig. iliofemorale, Lig. pubofemorale, Lig. ischiofemorale), besonders als Sicherung gegen Überstreckung.

Bewegung

- EXT/FLEX: 15/0/130–140°
- ABD/ADD: 30–40/0/20–30°
- AR/IR: 40–50/0/30–40°.

Endgefühl

- EXT: fest/hart-elastisch
- FLEX: fest-elastisch
- ABD/ADD: fest-elastisch
- AR/IR: fest-elastisch.

Besonderheiten

- Stark arthrosegefährdet
- Häufig Fehlbildungen der knöchernen Gelenkpartner (Hüftgelenksdysplasie)
- Verknöchern des Labrum acetabuli kann zu Bewegungseinschränkungen führen.

Bewegungen im Hüftgelenk

- **EXT:** M. gluteus maximus (dorsaler Anteil), M. semitendinosus, M. semimembranosus, Mm. gluteus medius et minimus (dorsale Anteile), M. biceps femoris (Caput longum), M. adductor magnus (dorsaler Anteil), M. adductor brevis
  FLEX: M. tensor fascia latae, M. iliopsoas, M. sartorius, M. rectus femoris, M. pectineus, Mm. adductor magnus, longus et minimus, Mm. gluteus medius et minimus (ventrale Anteile)
- **ABD:** M. gluteus maximus (kranialer Anteil), Mm. gluteus medius et minimus, M. tensor fascia latae (bei FLEX > 30°), M. piriformis, M. sartorius, M. obturator internus (bei FLEX)
- **ADD**: M. gluteus maximus (kaudaler Anteil), M. pectineus, Mm. adductor longus, brevis, magnus et minimus, M. gracilis, M. quadratus femoris, M. obturator externus, M. semitendinosus, M. semimembranosus
- **AR:** M. gluteus maximus, M. gluteus medius (dorsaler Anteil), Mm. gemelli, M. quadratus femoris, Mm. obturator externus et internus, M. piriformis, M. sartorius, M. pectineus, Mm. adductor magnus et minimus
- **IR:** Mm. gluteus medius et minimus (ventrale Anteile), M. adductor magnus (bei AR), M. tensor fasciae latae.

2

2.1.2 Kniegelenk

Art. genus

Knöcherne Gelenkpartner

- Femurkondylen
- tibiale Gelenkflächen (Tibiapfannen).

Eigenschaften

- **Typ:** Scharniergelenk
- **Zusatzstrukturen:** Faserknorpelige Menisci articulares (Außen- und Innenmeniskus)
- **Führung:** ligamentär (Ligg. collaterales lateralis et medialis, Ligg. cruciata anterior et posterior, Lig. popliteum arcuatum, Lig. popliteum obliquum, Lig. transversum genus, Ligg. meniscofemorale).

Bewegung

- EXT/FLEX: 5–10/0/120–150°
- IR/AR (in Beugestellung): 10/0/30°.

Bei endgradiger Extension 5–10° AR (Schlußrotation).

Endgefühl

- EXT: fest-elastisch
- FLEX: weich-elastisch
- IR/AR (in Beugestellung): fest-elastisch.

Besonderheiten

Verschieblichkeit der Tibia gegen den Femur („Schubladenphänomen") bei Ruptur der Kreuzbänder.

- Ruptur des Lig. cruciatum posterius: Tibia läßt sich nach ventral verschieben
- Ruptur des Lig. cruciatum anterius: Tibia läßt sich nach dorsal verschieben.

Bewegungen im Kniegelenk

- **EXT:** M. quadriceps femoris, M. tensor fascia latae (über Tractus stabilisierend auf das Knie), M. articularis genus
- **FLEX:** M. sartorius, M. semitendinosus, M. semimembranosus, M. biceps femoris, M. gracilis, M. gastrocnemius, M. plantaris, M. popliteus
- **AR** (bei FLEX): M. biceps femoris, M. popliteus (bei fixiertem Ansatz, d.h. bei Belastung)
- **IR** (bei FLEX): M. sartorius, M. semitendinosus, M. semimembranosus, M. gracilis, M. popliteus (in FLEX, bei fixiertem Ursprung)
- **Schlußrotation (AR) bei EXT:** M. semimembranosus.

2.1.3 Femuropatellargelenk

Art. femuropatellaris

Knöcherne Gelenkpartner

- Patellagleitlager facies patellaris femoris
- Facies articularis patellae.

Eigenschaften

- **Typ:** planes Gelenk
- **Führung**
  - ligamentär: Patellasehne, Lig. patellae
  - knöchern: Patella und Femurkondylen greifen wie „Nut und Feder" ineinander.

Bewegung

Keine eigene Bewegungsfunktion. Die Patella gleitet bei EXT des Kniegelenks nach kranial, bei FLEX nach kaudal. Bei gestrecktem Kniegelenk kann die Patella passiv nach medial und lateral bewegt werden.

Besonderheiten

- Dient als Hypomochlion für die Sehne des M. quadriceps femoris (Patellarsehne)
- gelegentlich Inkongruenz der Gelenkflächen, die zu Fehlstellungen oder Luxationstendenzen führen kann.

2.1.4 Proximale Tibiofibularverbindung

Art. tibiofibularis

Knöcherne Gelenkpartner

- Caput fibulae (Fibulaköpfchen)
- Tibia, Facies articularis tibiofibularis.

Eigenschaften

- **Typ:** Radgelenk
- **Führung:** ligamentär (Ligg. capitis fibulare anterius et posterius, Membrana interossea).

Bewegung Amphiarthrose, nur federnde Beweglichkeit.

2

2.2 Sprunggelenke

2.2.1 Distale Tibiofibularverbindung

Syndesmosis tibiofibularis

Knöcherne Gelenkpartner

- Incisura fibularis tibiae
- distales Ende der Fibula.

Eigenschaften

- **Typ:** Syndesmose, besitzt nur in Ausnahmefällen eine Gelenkhöhle mit Synovia
- **Führung:** ligamentär (Ligg. tibiofibulare anterius et posterius; Membrana interossea reicht mit kollagenen Fasern bis zwischen die beiden Knochen).

Bewegung Syndesmose, lediglich federnde Beweglichkeit.

Besonderheiten

Die Bänder sind bei Supinationstraumen im Sprunggelenk (☞ 2.2.3) stark rupturgefährdet.

2.2.2 Oberes Sprunggelenk

Art. talocruralis

Knöcherne Gelenkpartner

- Malleolengabel (Malleolus medialis et lateralis)
- Trochlea tali (Talusrolle).

Eigenschaften

- **Typ:** Scharniergelenk
- **Führung:**
  - knöchern
  - muskulär durch Sehnenführung (M. tibialis anterior, M. extensor hallucis longus, M. extensor digitorum longus, M. fibularis (peronaeus) tertius, M. triceps surae, M. flexor hallucis longus, M. tibialis posterior, Mm. fibulares (peronaeus) longus et brevis).

Bewegung Dorsalextension/Plantarflexion: 20–30/0/40–50°.

Endgefühl Alle Bewegungsrichtungen: fest-elastisch.

Besonderheiten

- Bei dorsalextendiertem Fuß sind keine seitlichen Bewegungen möglich, da der breite vordere Talusanteil fest in der Malleolengabel fixiert ist
- Supinations- oder Pronationstraumen gehen immer mit einer Plantarflexionsbewegung einher
- häufigster Unfallmechanismus: Kombination von Plantarflexion, Supination und Adduktion.

2.3.3 Unteres Sprunggelenk

Teilgelenke

- Art. talocalcaneonavicularis (vordere Abteilung)
- Art. subtalaris (hintere Abteilung).

Knöcherne Gelenkpartner

Art. talocalcaneonavicularis:

- Talus
- Kalkaneus
- Os naviculare.

Art. subtalaris:

- Talus
- Kalkaneus.

Eigenschaften

- **Typ:** Zapfengelenk
- **Zusatzstrukturen:** zusätzliche faserknorpelig überkleidete Gelenkfläche am Lig. calcaneonaviculare plantare
- **Führung:** muskulär über Sehnenführung (M. extensor digitorum longus, M. fibularis (peroneus) tertius, Mm. fibularis (peroneus) brevis et longus, M. triceps surae, M. tibialis posterior, M. flexor hallucis longus, M. tibialis anterior).

2

Bewegung Kombinationsbewegungen
- Pronation/Plantarflexion
  - aktiv: 30–40°
  - passiv: 60°
- Pronation/Dorsalextension/ABD
  - aktiv: 30–40°
  - passiv: 60°
- Supination/Plantarflexion/ADD
  - aktiv: 50°
  - passiv: 60–85°.

Endgefühl Alle Bewegungsrichtungen: fest-elastisch.

Besonderheiten
Zwischen Talus, Kalkaneus, Os naviculare und Os cuboideum verläuft die sog. Chopartsche Gelenklinie (mögliche Amputationslinie).

Supinationstrauma

Durch Belastung des supinierten und plantarflektierten Fußes („Umknicken") kann es zur Ruptur der lateralen Seitenbänder kommen. Bei festgestelltem Fuß und gewaltsamer Rotation des Unterschenkels kann zusätzlich eine Fraktur des lateralen Malleolus auftreten.

Bewegungen im oberen Sprunggelenk
- **Dorsalextension:** M. tibialis anterior, M. extensor hallucis longus, M. extensor digitorum longus, Mm. fibularis (peroneus) longus et tertius
- **Plantarflexion:** M. triceps surae, M. plantaris, M. tibialis posterior, M. flexor digitorum longus, M. flexor hallucis longus, M. fibularis (peroneus) brevis.

Bewegungen im unteren Sprunggelenk
- **Pronation:** M. extensor digitorum longus, Mm. fibularis (peroneus) longus, brevis et tertius
- **Supination:** M. triceps surae, Mm. tibialis posterior et anterior, M. flexor digitorum longus, M. flexor hallucis longus, M. extensor hallucis longus.

2.3 Fuß

2.3.1 Gelenke der Fußwurzel

Art. intertarsales (Intertarsalgelenke)

Eigenschaften
- **Typ:** Kugelgelenke
- **Führung:** feste Verbindung durch die Ligg. interossea.

Bewegung Amphiarthrosen, lediglich federnde Beweglichkeit.

2.3.2 Gelenke des Mittelfußes

(Tarsometatarsal- und Intermetatarsalgelenke)

Knöcherne Gelenkpartner
- Art. tarsometatarsales: Fußwurzel- und Mittelfußknochen
- Art. intermetatarsales: Basen der Mittelfußknochen.

Eigenschaften
- **Typ:** Scharniergelenke
- **Führung:** ligamentär (Ligg. metatarsalia interossea, dorsalia et plantaria).

Bewegung Amphiarthrosen, lediglich federnde Beweglichkeit.

Besonderheiten
Entlang der Art. tarsometatarsales verläuft die sog. Lisfrancsche Gelenklinie (mögliche Amputationslinie des Fußes).

2.4.3 Zehengrundgelenke

Art. metatarsophalangeales (Metatarsophalengealgelenke, MTP-Gelenke)

Knöcherne Gelenkpartner
- Köpfchen der Mittelfußknochen
- Basis der Grundphalangen.

Eigenschaften

- **Typ:** Kugelgelenke
- **Führung:**
  - muskulär über Sehnenführung der einwirkenden Muskeln
  - ligamentär durch Kollateralbänder und plantare Faserknorpelplatten.

Bewegung EXT/FLEX

- MTP I: 80/0/45°
- MTP II–V: 75/0/40.

Es sind außerdem geringfügige Ab- und Adduktions, sowie Zirkumduktionsbewegungen möglich, die jedoch nicht in Bewegungsgraden dokumentiert werden.

Endgefühl Alle Bewegungsrichtungen: fest-elastisch.

Besonderheiten

- Eingeschränkte EXT bes. im Großzehengrundgelenk behindert den Abrollvorgang beim Gehen
- beim akuten Gichtanfall (Arthritis urica) zeigen sich bei 75% der Fälle die Symptome zunächst im Großzehengrundgelenk (Podagra)
- häufig Adduktionsfehlstellung im Großzehengrundgelenk (Hallux valgus).

Bewegungen in den MTP-Gelenken

- **EXT:** Mm. extensor digitorum longus et brevis, Mm. extensor hallucis longus et brevis
- **FLEX:** Mm. lumbricales, Mm. interossei plantares I–III, Mm. interossei dorsales I–III, Mm. flexor digitorum longus et brevis, Mm. flexor hallucis longus et brevis, M. flexor digiti minimi brevis, M. abductor hallucis, M. adductor hallucis, M. abductor digiti minimi
- **ABD:** Mm. interossei dorsales I–IV, M. abductor hallucis, M. abductor digiti minimi, M. flexor hallucis brevis
- **ADD:** Mm. interossei plantares I–III (zur 2. Zehe), M. adductor hallucis.

2.4.4 Zehenmittelgelenke

Art. interphalangeales proximales (Proximale Interphalangealgelenke, PIP-Gelenke)

Knöcherne Gelenkpartner
- Köpfchen der Grundphalangen
- Basis der Mittelphalangen.

Eigenschaften
- **Typ:** Scharniergelenke
- **Führung:** ligamentär durch Kollateralbänder.

Bewegung EXT/FLEX
- PIP I: 0/0/80°
- PIP II–V: 0/0/35°.

Endgefühl Alle Bewegungsrichtungen: fest-elastisch.

2.4.5 Zehenendgelenke

Art. interphalangeales distales (Distale Interphalangealgelenke, DIP-Gelenke)

Knöcherne Gelenkpartner
- Köpfchen der Mittelphalangen II–V
- Basis der Endphalangen II–V.

Eigenschaften
- **Typ:** Scharniergelenke
- **Führung:** ligamentär durch Kollateralbänder.

Bewegung EXT/FLEX: 30/0/60°.

Endgefühl Alle Bewegungsrichtungen: fest-elastisch.

Bewegungen in den PIP- und DIP-Gelenken der Zehen
- **EXT**: Mm. extensor digitorum longus et brevis, M. extensor hallucis longus, Mm. lumbricales, Mm. interossei plantares, selten auch Mm. interossei dorsales
- **FLEX:** M. flexor hallucis longus, M. flexor digitorum brevis, M. flexor digitorum longus.

3

Kopf, Rumpf und Wirbelsäule

Verbindungen der Wirbelkörper

Knöcherne Gelenkpartner

- Kaudale Deckplatte des oberen Wirbelkörpers
- kraniale Deckplatte des unteren Wirbelkörpers.

Eigenschaften

- **Zusatzstrukturen:** Faserknorpeliger Diskus intervertebralis mit Gallertkern als hydraulischer Puffer, verbindet die Wirbelkörper und begrenzt die Beweglichkeit
- **Führung:** ligamentär (Lig. longitudinale anterius, Lig. longitudinale posterius).

Bewegung EXT, FLEX, Lateralflexion, Rotation.

Besonderheiten

- Hohe Verschleißanfälligkeit des Diskus intervertebralis aufgrund seines Aufbaus und der hohen Druckbelastung
- häufig Risse des Faserringes und Vorwölben (Protrusio) oder Heraustreten (Prolaps) des Gallertkernes.

Wirbelbogengelenke

Art. zygapophysiales

Die Form der Wirbelbogengelenke ist im Bereich von HWS, BWS und LWS unterschiedlich. Die Bewegungsmöglichkeiten variieren je nach Stellung der Gelenkflächen.

Knöcherne Gelenkpartner

- Processus articulares inferiores des kranialen Wirbels
- Processus articulares superiores des kaudalen Wirbels.

Eigenschaften

- **Zusatzstrukturen:** meniskusartige Einschlüsse, an wenigen Gelenkflächen Disci articulares.
- **Führung:**
  - ligamentär (Ligg. flava, Lig. supraspinale, Ligg. interspinalia, Ligg. intertransveresaria
  - knöchern durch die Stellung der Gelenkflächen.

Die Zusatzstrukturen gleichen Inkongruenzen der Gelenkflächen aus.

Bewegungssegment

Oberer und unterer Wirbelkörper, Diskus intervertebralis und Wirbelbogengelenke bilden jeweils ein Bewegungssegment. Die Gesamtbeweglichkeit der Wirbelsäule setzt sich aus der Summe der Beweglichkeiten der einzelnen Bewegungssegmente zusammen.

3.1 Kopfgelenke, Kiefergelenk und Halswirbelsäule

3.1.1 Atlanto-Okzipitalgelenke

Art. atlanto-occipitales (oberes Kopfgelenk)

Knöcherne Gelenkpartner
- Condyli occipitales
- Facies articulares superiores des Atlas.

Eigenschaften
- **Typ:** zweiachsiges Ellipsoidgelenk
- **Führung:** ligamentär (Lig. apicis dentis, Lig. transversum atlantis, Fasciculi longitudinales, Ligg. alaria, Membranae atlanto-occipitalis anterior et posterior, Ligg. flava, Ligg. nuchae).

Das Lig. transversum atlantis und die Fasciculi longitudinales werden zusammen auch als Lig. cruciforme atlantis („Kreuzband") bezeichnet.

Bewegung Bei festgestellter Halswirbelsäule:
- EXT/FLEX: 15/0/15°
- Lateralflexion: 3–5° in jede Richtung
- Rotation:sekundäre Mitbewegung von ca. 5° bei Rotationsbewegung im Atlantoaxialgelenk (☞ 3.1.2).

Besonderheiten

Funktionsstörungen des Atlanto-Okzipitalgelenkes können zu Schwindel oder Koordinationsstörungen führen. Bei Kleinkindern sind sie mitunter für motorische Entwicklungsverzögerungen verantwortlich.

3.1.2 Atlantoaxialgelenke

Art. atlantoaxiales (untere Kopfgelenke)

Laterale Atlantoaxialgelenke

Art. atlantoaxiales laterales

Knöcherne Gelenkpartner

- Facies articulares inferiores des Atlas
- Facies articulares superiores des Axis.

Eigenschaften

- **Typ:** Drehgelenk
- **Zusatzstrukturen:** Knorpelauflagerungen und meniskoide Synovialfalten heben die Inkongruenz der Gelenkflächen auf
- **Führung:** ligamentär (Ligg. alaria, Lig. apicis dentis, Lig. cruciforme, Lig. longitudinale posterior, Membranae atlantooccipitalis anterior et posterior).

Das Lig. longitudinale posterior verstärkt sich in diesem Bereich zu einer kräftigen Membran, der sog. Membrana tectoria.

Bewegung

- EXT/FLEX (Reklination/Inklination): 5–10/0/5–10°
- Rotation: 25–40/0/25–40°
- Lateralflexion: andeutungsweise als Begleitbewegung zur Rotation.

Mediales Atlantoaxialgelenk

Art. atlantoaxialis mediana

Knöcherne Gelenkpartner

- Dens axis
- Fovea dentis des Arcus anterior atlantis
- überknorpelte Innenfläche des Lig. transversum atlantis.

Eigenschaften

- **Typ:** Drehgelenk
- **Führung:** ligamentär (☞ Laterale Atlantoaxialgelenke).

Bewegung

- Extension/Flexion: 5–10/0/5–10°
- Lateralflexion (☞ 3.1.2)
- Rotation: 25–40/0/25–40°.

Besonderheiten

- Die Bänder der Kopfgelenke stabilisieren vor allem die Art. atlantoaxialis, sie müssen vor einer Mobilisationsbehandlung auf ihre Stabilität geprüft werden
- der Gleitvorgang der Gelenkflächen zwischen C0/C1 und C2 kann durch starke Verspannungen der kurzen Nackenmuskeln so sehr beeinflußt werden, daß die Flexionsbewegung eingeschränkt ist.

Bewegungen des Kopfes

Bei beidseitiger Kontraktion

- **EXT:** Mm. rectus capitis posterior major et minor, Mm. obliquus capitis superior et inferior, M. longissimus capitis, M. splenius capitis, M. semispinalis capitis, M. spinalis capitis, M. sternocleidomastoideus (dorsaler Anteil), M. trapezius (Pars descendens)
- **FLEX:** M. rectus capitis anterior, M. longus capitis, M. mylohyoideus (senkt den Unterkiefer), M. geniohyoideus (senkt den Unterkiefer), M. sternohyoideus, M. digastricus (zieht den Unterkiefer herab).

3

Bei einseitiger Kontraktion
- **Rotation zur gleichen Seite:** M. rectus capitis posterior major, M. rectus capitis lateralis, M. obliquus capitis inferior, M. sternocleidomastoideus, M. longus capitis
- **Rotation zur Gegenseite:** M. semispinalis capitis, M. splenius capitis, M. obliquus capitis superior, M. trapezius (Pars descendens)
- **Lateralflexion:** M. splenius capitis, Mm. rectus capitis posterior major et minor, M. rectus capitis lateralis, M. obliquus capitis superior.

3.1.3 Kiefergelenk

Art. temporomandibularis

Knöcherne Gelenkpartner
- Fossa mandibularis
- Tuberculum articulare des Schläfenbeins
- Caput mandibulae.

Eigenschaften
- **Typ:** Scharniergelenk
- **Zusatzstrukturen:** Discus articularis teilt das Gelenk in zwei Kammern
- **Führung:** ligamentär (Lig. laterale, Lig. stylomandibulare, Lig. sphenomandibulare, Lig. stylohyoideum, Lig. hyomandibulare).

Bewegung
- Öffnen und Schließen des Mundes
- Pro- und Retraktion des Kiefers
- Seitverschiebungen (Mahlbewegungen) des Kiefers.

Einwirkende Muskeln
M. masseter, M. digastricus, M. mylohyoideus, M. pterygoideus medialis, M. pterygoideus lateralis.

Besonderheiten
Erhöhte Druckschmerzhaftigkeit im Bereich der Kiefergelenke mit ausstrahlendem Schmerz zum Okziput und zur Schläfengegend kann Ausdruck einer Funktionsstörung im oberen HWS-Bereich sein.

3.1.4 Gelenke der Halswirbelsäule

Gelenkflächen
- Leicht nach dorsal geneigt
- werden als Kugelflächen bezeichnet
- seitliche Verschiebungen und Drehbewegungen sind möglich.

Bewegung
EXT, FLEX, Lateralflexion, Rotation.
Durch die zahlreichen Bewegungsmöglichkeiten der einzelnen Halswirbelsegmente ergibt sich ein sehr großes Gesamtbewegungsausmaß der HWS.

Endgefühl Alle Bewegungsrichtungen: fest-elastisch.

Besonderheiten
Bei Blockierungen der Wirbelbogengelenke im HWS-Bereich finden sich häufig auf der Seite der Blockierung Aufquellungen und erhöhte Druckschmerzhaftigkeit.

Bewegungen der HWS

Bei beidseitiger Kontraktion
- **EXT:** M. longissimus cervicis, M. semispinalis cervicis, M. iliocostalis cervicis, M. splenius cervicis, M. interspinalis cervicis, M. spinalis cervicis, Mm. rotatores cervicis, M. multifidus, Mm. intertransversarii anteriores et posteriores cervicis, M. levator scapulae, M. trapezius (Pars descendens), M. sternocleidomastoideus
- **FLEX:** M. longus colli, M. scalenus anterior, M. sternocleidomastoideus, M. sternothyroideus (senkt den Schildknorpel), M. thyroideus (fixiert das Zungenbein), M. sternohyoideus (zieht das Zungenbein nach kaudal), M. omohyoideus (zieht das Zungenbein nach kaudal), M. longus capitis.

Bei einseitiger Kontraktion
- **Lateralflexion:** M. rectus capitis lateralis, M. longus capitis, M. longus colli, M. splenius cervicis, M. semispinalis cervicis, M. multifidus, Mm. rotatores cervicis, M. iliocostalis cervicis, Mm. longissimus capitis et cervicis, M. spinalis cervicis, Mm. intertransversarii anterior et posterior cervicis, Mm. scalenus anterior, medius et posterior

- **Rotation zur gleichen Seite:** M. rectus capitis posterior major, M. obliquus capitis inferior, M. longissimus capitis, M. splenius capitis, M. splenius cervicis, M. longus capitis, M. levator scapulae
- **Rotation zur Gegenseite:** M. trapezius (Pars descendens), M. semispinalis capitis, M. semispinalis cervicis, Mm. rotatores cervicis, M. longus colli (Pars obliqua inferior), M. scalenus anterior, M. scalenus medius, M. scalenus posterior, M. sternocleidomastoideus, M. multifidus.

3.2 Brustwirbelsäule und Thorax

3.2.1 Gelenke der Brustwirbelsäule

Gelenkflächen
- Leicht gegeneinander abgewinkelt
- sehr steil gestellt.

Bewegung
- EXT
- Torsionsbewegungen.

Die Rippen, welche ebenfalls mit zwei Gelenkflächen an den Wirbelkörpern ansetzen (☞ 3.2.2), schränken die Gesamtbeweglichkeit der Brustwirbelsäule stark ein.

Besonderheiten
Funktionsstörungen der oberen Brustwirbelsäule haben Einfluß auf die Kopfbewegung, da die obere Brustwirbelsäule funktionell zur Halswirbelsäule gehört. Ausstrahlende Schmerzen in Richtung Nakken, Schulter oder Arm können demzufolge auch von der oberen Brustwirbelsäule kommen.

Bewegungen der BWS

Bei beidseitiger Kontraktion

- **EXT:** M. iliocostalis thoracis, M. longissimus thoracis, M. spinalis thoracis, M. semispinalis thoracis, Mm. intertransversarii thoracis, Mm. rotatores thoracis, Mm. interspinales thoracis.

Bei einseitiger Kontraktion

- **Lateralflexion:** M. iliocostalis thoracis, M. longissimus thoracis, M. spinalis thoracis, M. multifidus, M. intertransversarii thoracis, Mm. levatores costarum, Mm. obliquus externus et internus abdominis
- **Rotation zur gleichen Seite:** M. longissimus, Mm. rotatores thoracis
- **Rotation zur Gegenseite:** M. transversospinalis, M. levatores costarum, M. obliquus externus abdominis.

3.2.2 Rippenwirbelgelenke

Art. costotransversales (Kostotransversalgelenke)

Knöcherne Gelenkpartner

- Facies articularis tuberculi costae
- Fovea costalis processus transversi.

Eigenschaften

- **Typ:** Drehgelenk
- **Zusatzstrukturen:** meniskusartige, synoviale Ausstülpungen an der Gelenkkapsel
- **Führung:** ligamentär (Lig. costotransversarium lateralis, Lig. costotransversarium, Lig. capitis costae radiatum, Lig. capitis costae intraarticularis, Lig. costotransversarium superior).

Bewegung

Drehbewegungen um eine schräg verlaufende Achse durch den Rippenhals führen je nach Stellung der Rippenpaare zu einer Erweiterung des Brustkorbes in sagittaler und transversaler Richtung.

Einwirkende Muskeln

Mm. intercostales externi, Mm. intercostales interni, Mm. subcostales, Mm. scaleni, M. transversus thoracis.

3.2.3 Rippenkopfgelenke

Art. capitis costae

Knöcherne Gelenkpartner

- Fovea costalis superior et inferior
- Rippenköpfchen
- Zwischenwirbelscheiben der BWS.

Eigenschaften

- **Typ:** Drehgelenk
- **Führung:** ligamentär (☞ 3.2.2).

3

Einwirkende Muskeln ☞ 3.2.2

Besonderheiten

Die 1., 11. und 12. Rippe sind nur mit einem, alle übrigen mit 2 Wirbeln verbunden.

3.2.4 Kostosternalgelenke

Art. costosternales

Knöcherne Gelenkpartner

- Incisurae costales sterni
- sternale Enden der Rippenknorpel.

Eigenschaften

- **Typ:** nur zum Teil echte Gelenke, deutlicher Gelenkspalt nur im Bereich der 2 .- 5. Rippe, Drehgelenke
- **Zusatzstrukturen:** faserknorpelige Platte (Lig. sternocostalis intraarticularis), die den Gelenkspalt in zwei Kammern teilt
- **Führung:** ligamentär (Lig. sternocostalis radiata, Lig. costoscíphoidea).

Die 8., 9. und 10. Rippe sind untereinander durch Art. interchondrales verbunden.

Bewegung

Minimale Gleitbewegung nach kaudal bei der Einatmung.

Einwirkende Muskeln

Mm. serratus posterior inferior (senkt die Rippen) et superior (hebt die Rippen), Mm. levatores costarum, Mm. intercostales externi (Inspiration), Mm. intercostales interni (Exspiration), M. transversus thoracis, Mm. subcostales.

Besonderheiten

Durch andauernde kyphotische Haltung können an den Kostosternalgelenken entzündliche Vorgänge ausgelöst werden. Nach Dr. A. Brügger wird diese Fehlhaltung auch als „sternosymphysale Belastungshaltung" bezeichnet.

Atembewegungen

- Normale Einatmung: M. diaphragma, M. subclavius, Mm. intercostales externi, Mm. levatores costarum, M. scalenus anterior, M. scalenus medius, M. scalenus posterior, M. serratus posterior superior, M. iliocostalis cervicis, M. serratus anterior, Unterzungenbeinmuskulatur
- Forcierte Einatmung (☞ normale Einatmung, außerdem): M. sternocleidomastoideus, M. pectoralis minor, M. serratus anterior, M. trapezius (Pars descendens), M. latissimus dorsi (bei fixiertem Ansatz)
- Forcierte Ausatmung
  - Bauchmuskeln: M. rectus abdominis, M. obliquus internus abdominis, M. obliquus externus abdominis, M. transversus abdominis, M. quadratus lumborum
  - Weitere Ausatemhilfsmuskeln: M. serratus posterior inferior, M. longissimus thoracis, Mm. intercostales interni et intimi, M. transversus thoracis, M. iliocostalis lumborum et thoracis, M. latissimus dorsi, M. trapezius (Pars ascendens), M. pectoralis major, Mm. subcostales, M. quadratus lumborum.

3

3.3 Lendenwirbelsäule und Becken

3.3.1 Lendenwirbelsäule

Gelenkflächen

- Annähernd sagittal ausgerichtet
- untere Gelenkfortsätze schieben sich in die oberen des nächstfolgenden Wirbels hinein (Gelenkfortsätze sind ineinander „verzapft" und Rotationsbewegungen daher kaum möglich)

- Ausnahme: Gelenkfortsätze des 5. Lendenwirbels sind frontal gestellt, liegen flach den Processus articulares superiores des Kreuzbeins an, um ein Abgleiten der Lendenwirbelsäule gegen das Becken zu verhindern.

Bewegung

EXT, FLEX, Lateralflexion, wenig Rotationsbewebungen.

Besonderheiten

„Wirbelblockade":

- Verschieben der Gelenkflächen gegeneinander
- Störung des physiologischen Zusammenspiels der Wirbelsäulenabschnitte
- reaktive Schmerzsymptomatiken
- bei länger bestehender Blockade durch unphysiologische Druckverhältnisse Veränderung der meniskusartigen Einschlüsse und der Disci articulares mit nachfolgender Gelenkflächeninkongruenz.

Bewegungen der LWS

Bei beidseitiger Kontraktion

- **EXT:** M. iliocostalis lumborum, M. longissimus thoracis, M. spinalis thoracis, M. multifidus, Mm. rotatores lumborum, Mm. interspinales lumborum, M. iliopsoas
- **FLEX:** M. obliquus externus abdominis (beide), M. obliquus internus abdominis, M. rectus abdominis.

Bei einseitiger Kontraktion

- **Lateralflexion:** M. iliocostalis lumborum, M. longissimus thoracis, M. spinalis Thoracis, Mm. intertransversarii lumborum, M. quadratus lumborum, M. obliquus externus abdominis, M. obliquus internus abdominis, Mm. psoas major et minor
- **Rotation zur gleichen Seite:** M. obliquus internus abdominis
- **Rotation zur Gegenseite:** M. multifidus, Mm. rotatores lumborum, M. obliquus externus abdominis.

3.3.2 Lumbosakraler Übergang

Knöcherne Gelenkpartner

- 5. Lendenwirbel
- Os sacrum.

Eigenschaften

- **Typ:** planes Gelenk, wird auch als „Übergangsgelenk" bezeichnet
- **Zusatzstrukturen:** Keilförmiger Discus intervertebralis auf dem Os sacrum
- **Führung:** ligamentär (Lig. longitudinale anterius, Lig. longitudinale posterius, Ligg. supraspinalia, Ligg. iliolumbalia).

Die Ligg. iliolumbalia begrenzen eine Mitbewegung im lumbosakralen Übergang.

Bewegung

Geringe Extensions-, Flexions-, Rotations- sowie Lateralflexionsmitbewegungen werden nicht isoliert in Bewegungsgraden dokumentiert.

Einwirkende Muskeln

M. multifidus, Mm. intertransversarii lateralis lumborum, Mm. intertransversarii mediales lumborum, M. iliocostalis lumborum.

Besonderheiten

Gelegentlich Abweichungen bei der Abgrenzung von Lenden- und Kreuzbeinwirbeln:

- Sakralisation: Verschmelzung des letzten Lumbalwirbels mit dem Os sacrum
- Lumbalisation: unvollständige Verschmelzung des ersten Sakralwirbels mit den übrigen Sakralwirbeln.

3.3.3 Iliosakralgelenke

Art. sacroiliacales (ISG, Kreuzdarmbeingelenke, Sakroiliakalgelenke)

Knöcherne Gelenkpartner

- Facies auricularis des Os ilium
- Facies auricularis des Os sacrum.

Eigenschaften
- **Typ:** Amphiarthrose
- **Führung:** ligamentär (Ligg. sacroiliaca ventralia, interossea und dorsalia, Lig. iliolumbale, Lig. sacrotuberale, Lig. sacrospinale).

Bewegung Amphiarthrose, lediglich federnde Bewegungen.

Einwirkende Muskeln
M. quadratus lumborum, Mm. latissimus dorsi, M. iliocostalis, M. lumborum, M. obliquus externus abdominis, M. obliquus internus abdominis.

Besonderheiten

Durch funktionelle Störungen am Bewegungsapparat oder nach hormoneller Umstellung (Wochenbett), kann es zu einer Verschiebung der Gelenkflächen gegeneinander kommen („Iliosakralgelenkblockade").

3.3.4 Kreuzbein-Steißbein-Verbindung

Art. sacrococcygea

Knöcherne Gelenkpartner
- Os sacrum
- Os coccygis.

Eigenschaften
- **Typ:** planes Gelenk
- **Führung:** ligamentär (Lig. sacrococcycum dorsale, superficiale und profundum, Lig. sacrococcygeum ventrale, Lig. sacrococcygeum laterale).

Bewegung
Keine isolierten Bewegungen, bei Druck oder unter Belastung (Geburtsvorgang) federnde Mitbewegungen.

Einwirkende Muskeln
M. levator ani, M. pubococcygeus, M. pubovaginalis, M. puborectalis, M. iliococcygeus, M. coccygeus.

Besonderheiten
Nach Sturz, Geburten oder Frakturen kann eine Verschiebung der Gelenkflächen auftreten, die mitunter funktionelle Störungen im Bereich des Beckens und der Lendenwirbelsäule auslöst.

4

Muskeln der oberen Extremitäten

4.1 Schultergürtel

4.1.2 M. latissimus dorsi

Innervation
N. thoracodorsalis (Plexus brachialis, C6–C8)

Ursprung
- Dornfortsätze des 6. – 12. Brustwirbelkörpers und 1. – 4. Lendenwirbelkörpers
- Facies dorsalis des Kreuzbeins
- Crista iliaca (Labium externum).

Ansatz Crista tuberculi humeri.

Verlauf
- Von mediokaudal-dorsal nach laterokranial zur Unterseite des Oberarmes
- umgreift am Ansatz spiralig die Sehne des M. teres major
- zwischen beiden liegt die Bursa subtendinea musculi latissimi dorsi.

Funktion
Bei fixiertem Ursprung:
- ADD im Schultergelenk
- EXT (Retroversion), senkt den erhobenen Arm (z.B. beim Axtschlag)
- IR
- Depression und ADD des Schulterblattes („Frackmuskel“)
- dreht Facies glenoidales scapulae nach kranial.

Bei fixiertem Ansatz:
- Beidseitige Kontraktion
  - hebt den Rumpf gegen die Arme (Klimmzug, Stützstemme)
  - kyphosiert die BWS (Ausatemhilfsmuskel, ☞ S. 39, „Hustenmuskel“)
  - FLEX der LWS
- bei einseitiger Kontraktion Lateralflexion der LWS zur gleichen Seite durch Anheben des Beckenkammes.

Schwäche ADD im Schultergelenk ↓.

Verkürzung

- FLEX (Anteversion) und ABD ↓
- Schultergürtel wird nach ventral und kaudal gezogen
- EXT der BWS ↓.

Besonderheiten

- Verkürzungsneigung bei längerem Gebrauch von Unterarmgehstützen
- häufig Hypertrophie bei Lungenerkrankungen mit chronischem Husten.

4.1.2 M. trapezius

Innervation

- N. accessorius (XI)
- kleinere Äste des Plexus cervicalis (C2–C4).

Pars descendens

Ursprung

- Protuberantia occipitalis externa
- mediales Drittel der Linea nuchae superior
- Lig. nuchae
- Dornfortsatz des 7. Halswirbels.

Ansatz Laterales Drittel der Klavikula.

Verlauf

Schräg von kraniomedial nach kaudolateral, von kranial nach kaudal zunehmend waagerechter Verlauf zum Übergang in Pars transversa.

Funktion

Bei fixiertem Ursprung:

- Elevation des Schulterblattes
- dreht die Facies glenoidalis scapuae nach kranial
- hebt das Schlüsselbein während der Inspiration (Einatemhilfsmuskel, ☞ S. 39).

Bei fixiertem Ansatz:

- Einseitige Kontraktion rotiert Kopf und HWS zur Gegenseite
- beidseitige Kontraktion streckt die HWS und rekliniert den Kopf.

Schwäche
- Schultertiefstand auf der betroffenen Seite
- „Achselzucken" und Anheben des Kopfes aus Bauchlage ↓
- ABD und FLEX (Anteversion) des Armes über Schulterhöhe ↓
- Stabilisation des Schulterblattes bei Armbewegungen ↓.

Verkürzung
- Schulterhochstand auf der betroffenen Seite
- Beweglichkeit der HWS ↓.

Pars transversa

Ursprung Dornfortsätze der 1.–5. Brustwirbels.

Ansatz
- Medialer Rand des Akromions
- obere Kante der Spina scapulae.

Verlauf Horizontal nach lateral.

4

Funktion
- ADD des Schulterblattes
- stabilisiert die Skapula.

Schädigung
Stabilisation des Schulterblattes bei Armbewegungen ↓.

Pars ascendens

Ursprung Dornfortsätze der 6.–12. Brustwirbels.

Ansatz
- Laterales Drittel der Klavikula
- Akromion und Spina scapulae.

Verlauf
Schräg von kaudomedial nach kraniolateral zur Spina scapulae.

Funktion
- Depression und ADD des Schulterblattes
- dreht die Facies glenoidalis scapuae nach kranial zieht bei der Exspiration das Schulterblatt nach kaudal (Ausatemhilfsmuskel, ☞ S. 39).

Schädigung ☞ Pars transversa

4.1.3 M. rhomboideus major

Innervation N. dorsalis scapulae (Plexus brachialis, C4–C5)

Ursprung Dornfortsätze des 1.–4. Brustwirbels.

Ansatz Margo medialis scapulae, kaudal der Spina scapulae.

Funktion
- ADD und Elevation des Schulterblatts
- dreht die Facies glenoidales scapulae nach kaudal.
- fixiert mit M. serratus anterior das Schulterblatt am Rumpf.

Schwäche
- Fixation des Schulterblattes am Rumpf bei Belastung ↓
- Kraft bie ADD und Retroversion im Schultergelenk ↓.

Verkürzung
- Schulterhochstand
- Schulterblatt adduziert
- häufig begleitet von Schwäche des M. serratus anterior.

4.1.4 M. rhomboideus minor

Innervation N. dorsalis scapulae (Plexus brachialis, C4–C5)

Ursprung
- Dornfortsätze des 6. und 7. Halswirbels
- Lig. nuchae.

Ansatz Skapula, Margo medialis, kranial der Spina scapulae.

Funktion ☞ M. rhomboideus major

Schädigung ☞ M. rhomboideus major

4.1.5 M. levator scapulae

Innervation
- Äste des Plexus cervicalis (C3–C5)
- N. dorsalis scapulae (Plexus brachialis, C4–C5).

Ursprung
Vier kurzsehnige Zacken an den Tubercula posteriores der Querfortsätze des 1. – 4. Halswirbels.

Ansatz
Angulus superior scapulae und angrenzende Bereiche des Schulterblattes.

Verlauf Grenzt ventral an den M. scalenus posterior.

Funktion
Bei fixiertem Ursprung:
- Elevation des Schulterblattes
- dreht die Facies glenoidales scapulae nach kaudal.

Bei fixiertem Ansatz:
- Lateralflexion und Rotation der HWS zur gleichen Seite.
- bei beidseitiger Kontraktion EXT der HWS.

Schädigung ☞ M. rhomboideus major

4.1.6 M. subclavius

Innervation N. subclavius (Plexus brachialis, C5–C6)

Ursprung
Kurzsehnig an der Knorpel-Knochen-Grenze der 1. Rippe.

Ansatz Laterales Drittel der Klavikula.

Funktion
- Sichert die Klavikula im Sternoklavikulargelenk
- zieht die Klavikula nach kaudal
- unterstützt die Kaudalbewegung des Schulterblattes.

4.1.7 M. serratus anterior

Innervation N. thoracicus longus (Plexus brachialis, C5–C7)

Verlauf
- Vom lateralen auf den dorsalen Thorax
- unter dem Schulterblatt entlang bis zur Margo medialis scapulae.

Funktion
Bei fixiertem Ursprung:
- ABD des Schulterblattes
- dreht Facies glenoidalis nach kranial
- zieht Margo medialis scapulae an die Thoraxwand.

Bei fixiertem Ansatz Anheben der Rippen (Einatemhilfsmuskel).

Schwäche
- Schulterblatt steht flügelartig ab („Scapula alata")
- FLEX (Anteversion) und ABD im Schultergelenk ↓.

Pars superior

Ursprung Mit fleischigen Zacken von der 1. und 2. Rippe.

Ansatz Angulus superior scapulae

Funktion Zieht das Schulterblatt nach lateral und ventral.

Pars media

Ursprung Mit fleischigen Zacken von der 2.–4. Rippe.

Ansatz Margo medialis scapulae.

Besonderheiten Schwächster Anteil des Muskels.

Pars inferior

Ursprung Mit fleischigen Zacken von der 5.–9. Rippe.

Ansatz Angulus inferior scapulae.

Funktion Dreht bei Elevation Angulus inferior nach lateral-kranial.

Besonderheiten Stärkster Anteil des Muskels.

4.1.8 M. pectoralis major

Innervation
Nn. pectorales medialis et lateralis (Plexus brachialis)
- oberer Trakt: C5–C7
- unterer Trakt: C6–Th1.

Ansatz Humerus, Crista tuberculi majoris.

Verlauf
- Von mediokaudal nach laterokranial
- Fasern der Ansatzsehne schlingen sich umeinander und bilden eine nach kranial offene Tasche.

Funktion
Bei fixiertem Ursprung
- EXT (Retroversion) des erhobenen Armes
- ADD des abduzierten Armes
- IR
- FLEX (Anteversion) im Schultergelenk aus 0-Stellung oder EXT (Retroversion).

Bei fixiertem Ansatz:
- Senkt den Schultergürtel (Ausatemhilfsmuskel)
- bei beidseitiger Kontraktion Heben des Rumpfes (Klimmzug).

Schwäche
- Kraft bei FLEX (Anteversion), ADD und IR ↓
- Kreuzen der Arme vor der Brust und Berühren der anderen Schulter mit der Hand ↓
- Hack- oder Schlagbewegungen sind gestört
- große und schwere Gegenstände können nicht mit beiden Händen in Taillenhöhe gehalten werden.

Verkürzung
- Arm in IR und ADD („Kapselmuster")
- ABD, FLEX (Anteversion), EXT (Retroversion) und AR ↓
- Schulterblatt wird in Depression nach ventral gezogen.

Besonderheiten
Bei Schwimmern häufig stark ausgeprägt („Schwimmermuskel")
Partieller Antagonist des M. latissimus dorsi.

Pars clavicularis

Ursprung Mediales Drittel der Klavikula.

Pars sternocostalis

Ursprung
- Sternum, Ventralfläche von Manubrium und Corpus
- Knorpel der 2.–6. Rippe.

Pars abdominalis

Ursprung
Sehnig von der Bauchmuskelaponeurose (Rektusscheide).

4.1.9 M. pectoralis minor

Innervation
Nn. pectorales medialis et lateralis (Plexus brachialis, C6/C7 – Th1)

Ursprung
Ventral an der 2.–5. Rippe, nahe der Knorpel-Knochen-Grenze.

Ansatz Spitze des Proc. coracoideus.

Verlauf
Unter dem M. pectoralis major schräg von mediokaudal nach laterokranial, bildet mit ihm zusammen die vordere Achselfalte.

Funktion Bei fixiertem Ursprung:
- Depression und ABD des Schulterblattes
- kippt das Schulterblatt nach ventral.

Bei fixiertem Ansatz Anheben der Rippen (Einatemhilfsmuskel).

Verkürzung
- Protraktionsstellung des Schulterblattes, daher häufig Schmerzen bei Armbewegungen
- Einklemmen des Plexus brachialis und der Axillargefäße zwischen Proc. coracoideus und den Rippen
- FLEX (Anteversion) im Schultergelenk ↓.

Besonderheiten Wirkt selten allein.

4.2 Schultermuskulatur

4.2.1 M. deltoideus

Innervation N. axillaris (C4–C6)

Ansatz Humerus, Tuberositas deltoidea.

Verlauf
Vom Schulterdach und angrenzenden Bereichen gerade über die Schulter auf den lateralen Oberarm.

Funktion
- Tragen des Armgewichtes
- ☞ Bewegungsfunktionen der einzelnen Anteile.

Schwäche
- Vollständige ABD und ABD gegen größeren Widerstand ↓ (nur teilweise Kompensation durch M. supraspinatus und Caput longum des M. biceps brachii)
- Tendenz zur Subluxation des Caput humeri, besonders, wenn auch noch M. supraspinatus betroffen ist.

Pars acromialis

Ursprung Akromion.

Funktion ABD im Schultergelenk bis zur Horizontalen.

Pars clavicularis

Ursprung Laterales Drittel der Klavikula.

Funktion
- ADD im Schultergelenk bei ABD < 60°
- ab 60° ABD Unterstützung der ABD
- IR
- FLEX (Anteversion).

Pars spinalis

Ursprung Spina scapulae.

Funktion
- ADD im Schultergelenk bei ABD < 60°
- ab 60° ABD Unterstützung der ABD
- AR
- EXT (Retroversion).

4.2.2 M. supraspinatus

Innervation N. suprascapularis (Plexus brachialis, C4–C6)

Ursprung Skapula, Fossa supraspinata.

Ansatz Humerus, proximale Facette des Tuberculum majus.

Verlauf Horizontal von medial nach lateral.

Funktion
- ABD
- AR
- Spannen der Gelenkkapsel.

Funktionelle Gruppe Rotatorenmanschette (☞ S. 55)

Schwäche
- Stabilität des Schultergelenks ↓
- AR gegen die Schwerkraft ↓.

4.2.3 M. infraspinatus

Innervation N. suprascapularis (C4/C5–C6)

Ursprung
Skapula, kaudaler Rand der Spina scapulae und Fossa infraspinata.

Ansatz Humerus, mittlere Facette des Tuberculum majus.

Verlauf Direkt kaudal vom M. supraspinatus.

Funktion
- Stabilisiert den Humeruskopf
- AR
- kranialer Anteil: ABD
- kaudaler Anteil: ADD.

Funktionelle Gruppe Rotatorenmanschette (☞ S. 55)

Schwäche ☞ M. supraspinatus

4.2.4 M. teres minor

Innervation N. axillaris (C5–C6)

Ursprung
Skapula, kaudaler Abschnitt der Fossa infraspinata und mittleres Drittel des Margo lateralis.

Ansatz Humerus, distale Facette des Tuberculum majus.

Verlauf
Direkt kaudal vom M. infraspinatus horizontal von medial nach lateral.

Funktion
- AR
- ADD.

Funktionelle Gruppe Rotatorenmanschette (☞ S. 55)

Schwäche ☞ M. supraspinatus

4.2.5 M. teres major

Innervation
Nn. subscapulares (Plexus brachialis) oder N. thoracodorsalis (C5–C7)

Ursprung Margo lateralis und Angulus inferior scapulae.

Ansatz
Humerus, Crista tuberculi minoris, mediodorsal vom Ansatz des M. latissimus dorsi.

Verlauf
- Horizontal nach ventral zum Oberarm
- durch Bursa subtendinea musculi latissimi dorsi von der Ansatzsehne des M. latissimus dorsi getrennt.

Funktion
- IR
- EXT (Retroversion)
- ADD.

Verkürzung
- Bei FLEX (Anteversion) und ABD Mitbewegung der Skapula nach lateral, besonders, wenn M. subscapularis mitbetroffen ist
- AR und ABD ↓.

4.2.6 M. subscapularis

Innervation Nn. subscapulares (Plexus brachialis, C5–C7)

Ursprung Skapula, Fossa subscapularis auf der Facies costalis.

Ansatz
Humerus, Tuberculum minus und angrenzender Teil der Crista tuberculi minoris.

Verlauf Horizontal von medial nach lateral.

Funktion
- IR
- kranialer Anteil: ABD
- kaudaler Anteil: ADD.

Funktionelle Gruppe Rotatorenmanschette.

Schwäche
- Stabilität des Schultergelenkes ↓
- Kraft der IR ↓.

Verkürzung AR ↓.

Rotatorenmanschette
- M. supraspinatus
- M. infraspinatus
- M. teres minor
- M. subscapularis.

4.2.7 M. coracobrachialis

Innervation N. musculocutaneus (C6–C7)

Ursprung Proc. coracoideus scapulae.

Ansatz
Humerus, ventraler und medialer Umfang des mittleren Drittels.

Verlauf
- Gerade auf dem ventralen Oberarm
- im Ursprung verwachsen mit Caput breve des M. biceps brachii.

Funktion Schultergelenk:
- ADD
- FLEX (Anteversion)
- fixiert den Humeruskopf in der Gelenkpfanne.

Schwäche FLEX (Anteversion) im Schultergelenk ↓.

Verkürzung
Proc. coracoideus verschiebt sich nach ventral und kaudal, wenn der Arm seitlich hängt.

Besonderheiten
N. musculocutaneus durchbohrt meist den Muskel.

4.3 Muskeln des Ellenbogengelenks

4.3.1 M. biceps brachii

Innervation N. musculocutaneus (C5–C6)

Ansatz
- Tuberositas radii
- mittels Aponeurosis musculi bicipitis brachii an der Fascia antebrachii (Lacertus fibrosus).

Verlauf Gerade auf dem ventralen Oberarm.

Schwäche FLEX des Ellenbogengelenks gegen die Schwerkraft ↓.

Verkürzung EXT des Ellenbogengelenks ↓.

Caput longum

Ursprung
- Tuberculum supraglenoidale scapulae
- oberer hinterer Rand der Cavitas glenoidalis.

Verlauf
- Lange Sehne verläuft innerhalb der Gelenkkapsel über den Humeruskopf
- verläßt das Gelenk innerhalb einer Kapselausstülpung im Sulcus intertubercularis
- benutzt den Humeruskopf als Hypomochlion.

Funktion
Schultergelenk:
- ABD
- FLEX (Anteversion)
- IR
- Tragen des Armgewichtes, Sehne fixiert den Humeruskopf in der Gelenkpfanne.

Ellenbogengelenk: FLEX.
Radioulnargelenke: Supination.

Caput breve

Ursprung
Mit kurzer Sehne vom Proc. coracoideus scapulae.

Funktion
Schultergelenk:

- ADD
- FLEX (Anteversion)
- IR
- Tragen des Armgewichtes.

Ellenbogengelenk: FLEX.
Radioulnargelenk: Supination.

4.3.2 M. brachialis

Innervation N. musculocutaneus (C5–C6)

Ursprung
Humerus, vom Ansatz des M. deltoideus bis distale Hälfte der Vorderfläche, zwischen den Septa intermusculare brachii medialis und lateralis.

Ansatz Mit kurzer Sehne an der Tuberositas ulnae.

Verlauf
Senkrecht dicht über der ventralen Fläche der Ellenbogengelenkkapsel.

Funktion FLEX im Ellenbogengelenk.

Schwäche ☞ M. biceps brachii

Verkürzung ☞ M. biceps brachii

4.3.3 M. triceps brachii

Innervation N. radialis (C6–C8)

Ansatz Olekranon.

Verlauf Senkrecht auf dem dorsalen Oberarm.

Schwäche
- EXT des Ellenbogengelenks gegen die Schwerkraft ↓
- Kraft bei Wurf- oder Schiebebewegung oder Benutzung einer Gehhilfe ↓.

Verkürzung FLEX des Ellenbogengelenks ↓.

Caput longum

Ursprung
Skapula, Tuberculum infraglenoidale, bildet Sehnenspiegel.

Funktion
Schultergelenk:
- EXT (Retroversion)
- ADD
- Tragen des Armgewichtes.

Ellenbogengelenk: EXT.

Caput laterale

Ursprung
- Humerus, lateraler und dorsaler Umfang des proximalen Corpus
- Septum intermusculare brachii laterale.

Funktion Ellenbogengelenk: EXT.

Caput mediale

Ursprung
- Septum intermusculare brachii mediale
- Dorsal am Humerus, folgt dem Sulcus nervi radialis
- Septum intermusculare brachii laterale, distales Drittel bis Epicondylus lateralis.

Funktion Ellenbogengelenk: EXT.

4.3.4 M. anconeus

Innervation N. radialis (C7–C8)

Ursprung Humerus, Epicondylus lateralis.

Ansatz Ulna, Facies posterior, distal des Olekranons.

Verlauf
Auf der dorsalen Seite des Armes über das Ellenbogengelenk.

Funktion
Ellenbogengelenk: EXT.
Strafft und spannt die Kapsel.

Schädigung ☞ M. triceps brachii

Besonderheiten
Im Funktionstest des M. triceps kann eine Schwäche auffallen, obwohl der Muskel nicht geschädigt ist, weil der mitgetestete M. anconeus auch isoliert geschädigt sein kann.

4.3.5 M. articularis cubiti

Innervation N. radialis (C6–Th1)

Ursprung Humerus, dorsal am distalen Ende.

Ansatz Kapsel des Ellenbogengelenkes.

Verlauf
Muskelfasern des M. triceps brachii, Caput mediale, spalten sich aus der Ansatzsehne am Olekranon ab und ziehen in die dorsale Gelenkkapsel.

Funktion
Ellenbogengelenk: EXT.
Spannt die Kapsel des Ellenbogengelenks.

Schwäche Einklemmung der Kapsel im Gelenkspalt bei EXT.

4.4 Pro- und Supinatoren

4.4.1 M. pronator teres

Innervation N. medianus (C6–C7)

Ansatz
Radius, kurzsehnig an der lateralen und dorsalen Fläche des mittleren Drittels.

Schwäche Supinationsstellung des Unterarms.

Verkürzung Pronationsstellung des Unterarms.

Caput humerale

Ursprung
- Humerus, Epicondylus medialis
- Fascia antebrachii.

Funktion
Ellenbogengelenk: FLEX.
Radioulnargelenke: Pronation.

Caput ulnare

Ursprung Ulna, Proc. coronoideus.

Funktion Radioulnargelenke: Pronation.

4.4.2 M. pronator quadratus

Innervation N. medianus (N. interosseus anterior., C7–Th1)

4

Ursprung Ulna, distales Viertel des Margo anterior.

Ansatz Radius, Margo et Facies anteriores.

Verlauf Ventral am distalen Unterarm quer von medial nach lateral.

Funktion Pronation des Unterams.

Schädigung ☞ M. pronator teres

4.4.3 M. supinator

Innervation N. radialis (C5–C6)

Ursprung
- Humerus, Epicondylus lateralis
- Ligg. collaterale radiale und annulare radii
- Ulna, Crista musculi supinatoris.

Ansatz Radius
- Facies und Margo anterior
- Facies lateralis
- Margo posterior, proximal und distal der Tuberositas radii.

Verlauf
- Von medial nach lateral quer über den proximalen Unterarm
- umschlingt den Radius von dorsal nach ventral
- wird dabei vom N. radialis durchbohrt und so in eine oberflächliche und eine tiefe Loge gespalten
- längs über den lateralen Anteil des Ellenbogengelenks.

Funktion Supination des Unterarms.

Schwäche
Arm kann nicht in vollständiger Supination gehalten werden.

Verkürzung Arm kann nicht vollständig proniert werden.

4.4.4 M. brachioradialis

Innervation N. radialis (C5–C6)

Ursprung
- Humerus, Margo lateralis
- Septum intermusculare brachii laterale.

Ansatz
Plattsehnig am Radius, proximales Ende des Proc. styloideus.

Verlauf Senkrecht an der radialen Seite des Unterarms.

Funktion
Ellenbogengelenk: FLEX.
Radioulnargelenke:
- Pronation (aus Supinationsstellung bis zur Mittelstellung)
- Supination (aus Pronationsstellung bis zur Mittelstellung).

Schwäche
- FLEX im Ellenbogen ↓
- Physiologischer Muskelwiderstand bei Pronation bzw. Supination ↓.

4.5 Unterarmmuskulatur

4.5.1 M. extensor carpi radialis longus

Innervation N. radialis (C5–C8)

Ursprung

- Humerus, distales Ende des Margo lateralis und Epicondylus lateralis
- Septum intermusculare brachii laterale.

Ansatz Metakarpale II, dorsale Fläche der Basis.

Verlauf

Auf dem dorsalen Unterarm durch das 2. Sehnenfach der Extensoren (von radial) unter dem Retinaculum extensorum. Gehört zur oberflächlichen Schicht der dorsalen Unterarmmuskulatur.

Funktion

☞ M. brachioradialis

Handgelenke:

- Dorsalextension
- ABD nach radial.

Schwäche ☞ M. brachioradialis

- Kraft bei Dorsalextension ↓
- ABD der Hand nach ulnar.

4.5.2 M. extensor carpi radialis brevis

Innervation N. radialis (R. profundus, C5–8)

Ursprung

- Humerus, Epicondylus lateralis
- Lig. annulare radii.

Ansatz Metakarpale III, dorsale Fläche der Basis.

Verlauf

Auf dem dorsalen Unterarm durch das 3. Sehnenfach der Extensoren (von radial) unter dem Retinaculum extensorum. Gehört zur oberflächlichen Schicht der dorsalen Unterarmmuskulatur.

Funktion ☞ M. extensor carpi radialis longus

Schädigung ☞ M. extensor carpi radialis longus

4.5.3 M. extensor carpi ulnaris

Innervation N. radialis (R. profundus, C6–C8)

Ursprung

- Humerus, Epicondylus lateralis
- Fascia antebrachii.

Ansatz Metakarpale V, dorsale Fläche der Basis.

Verlauf

- Im proximalen Anteil durch angedeutetes Septum intermusculare von M. extensor digitorum und M. extensor digiti minimi getrennt
- zieht unter dem Retinaculum extensorum durch das 7. ulnare Sehnenfach (von radial) hindurch.

Gehört zur oberflächlichen Schicht der dorsalen Unterarmmuskulatur.

Funktion

Ellenbogengelenk: Unterstützung der EXT

Handgelenke:

- Dorsalextension
- ABD nach ulnar.

Schwäche

Kraft bei Dorsalextension ↓, daraus resultiert eine Abweichung der Hand nach radial.

Besonderheiten

Unterschiedliche Bezeichnungen möglich:

- Unterscheidung in Caput humerale und Caput ulnare
- gemeinsames Caput commune.

4.5.4 M. extensor digitorum (communis)

Innervation N. radialis (R. profundus, C6–C8)

Ursprung

- Humerus, Epicondylus lateralis
- Fascia antebrachii.

Ansatz Strahlt in die Dorsalaponeurose des 2.–5. Fingers ein.

Verlauf
Auf dem dorsalen Unterarm zusammen mit dem M. extensor indicis durch das 5. Sehnenfach der Extensoren (von radial) unter dem Retinaculum extensorum. Gehört zur oberflächlichen Schicht der dorsalen Unterarmmuskulatur.

Funktion
Ellenbogengelenk: Unterstützung der EXT.

Handgelenke:
- Dorsalextension
- ABD nach ulnar.

Fingergrundgelenke II–V:
- EXT
- unterstüzt die ABD.

Mittel- und Endgelenke II–V: EXT.

Schwäche
- EXT der Fingergrundgelenke II–V ↓
- Kraft bei Dorsalextension ↓.

Verkürzung
- Bei Palmarflexion der Hand Überstreckung der Fingergrundgelenke II–V
- bei FLEX der Fingergrundgelenke Dorsalextension der Hand.

4.5.5 M. extensor digiti minimi (proprius)

Innervation N. radialis (R. profundus, C7–C8)

Ursprung
- Humerus, Epicondylus lateralis
- Fascia antebrachii.

Ansatz Zieht in die Dorsalaponeurose des 5. Fingers.

Verlauf
Auf dem dorsalen Unterarm durch das 6. Sehnenfach der Extensoren (von radial) unter dem Retinaculum extensorum. Gehört zur oberflächlichen Schicht der dorsalen Unterarmmuskulatur.

Funktion
Ellenbogengelenk: Unterstützung der EXT.

Handgelenke:
- Dorsalextension
- ABD nach ulnar.

Fingergrundgelenk V:
- EXT
- unterstützt die ABD.

Mittel- und Endgelenk V: EXT.

Schwäche
EXT des Grundgelenks des Kleinfingers ↓.

Verkürzung
- bei Palmarflexion der Hand Überstreckung des Kleinfinger-Grundgelenks
- bei FLEX des Kleinfinger-Grundgelenks ulnare Dorsalextension der Hand.

4.5.6 M. extensor indicis

Innervation N. radialis (R. profundus, C6–C8)

Ursprung
- Ulna, Facies posterior
- Membrana interossea antebrachii.

Ansatz Strahlt in die Dorsalaponeurose des 2. Fingers ein.

Verlauf
Auf dem dorsalen Unterarm zusammen mit dem M. extensor digitorum durch das 5. Sehnenfach der Extensoren (von radial) unter dem Retinaculum extensorum. Gehört zur tiefen Schicht der dorsalen Unterarmmuskulatur.

Funktion
Handgelenke: Unterstützung der Dorsalextension.

Fingergrundgelenk II:
- EXT
- ADD.

Mittel- und Endgelenk des 2. Fingers: EXT.

Schädigung ☞ M. extensor digitorum

4.5.7 M. extensor pollicis longus

Innervation N. radialis (R. profundus, C6–C8)

Ursprung
- Ulna, Facies posterior
- Membrana interossea antebrachii.

Ansatz Grundphalanx des Daumens.

Verlauf
Auf dem dorsalen Unterarm durch das 4. Sehnenfach der Extensoren (von radial) unter dem Retinaculum extensorum. Gehört zur tiefen Schicht der dorsalen Unterarmmuskulatur.

Funktion
Handgelenke:
- Unterstützung der Dorsalextension
- Unterstützung der radialen ABD.

Daumensattelgelenk:
- EXT
- ADD.

Mittel- und Endgelenk des Daumens: EXT.

Schwäche Kraft bei EXT des Endgelenks ↓.

Besonderheiten
Ausfall der Daumenextensoren kann durch M. abductor pollicis brevis, M. adductor pollicis und M. interosseus palmaris I über Zug an der Dorsalaponeurose teilweise kompensiert werden.

4.5.8 M. extensor pollicis brevis

Innervation N. radialis (R. profundus, C6–C8)

Ursprung
- Radius, Facies posterior
- Membrana interossea antebrachii.

Ansatz Grundphalanx des Daumens.

Verlauf
Auf dem dorsalen Unterarm zusammen mit dem M. abductor pollicis longus durch das 1. Sehnenfach der Extensoren (von radial) unter dem Retinaculum extensorum. Gehört zur tiefen Schicht der dorsalen Unterarmmuskulatur.

Funktion
Handgelenke: ABD nach radial.

Daumensattelgelenk:
- EXT
- ABD.

Daumengrundgelenk: EXT.

Verkürzung Faustschluß ↓.

4.5.9 M. abductor pollicis longus

Innervation N. radialis (R. profundus, C6–C8)

Ursprung
- Ulna, Facies posterior
- Membrana interossea antebrachii
- Radius, Facies posterior.

Ansatz
- Basis des Metakarpale I
- Os trapezium.

Verlauf
Auf dem dorsalen Unterarm zusammen mit dem M. extensor pollicis brevis durch das 1. Sehnenfach der Extensoren (von radial) unter dem Retinaculum extensorum. Gehört zur tiefen Schicht der Unterarmmuskulatur.

Funktion
Radioulnargelenk: Supination.

Handgelenke:
- Unterstützung der Palmarflexion
- ABD nach radial.

Daumengrundgelenk: EXT.

Schwäche Radiale ABD der Hand ↓.

Verkürzung
- Handgelenk weicht etwas nach radial ab
- Metakarpale I ist leicht extendiert und in radialer ABD.

4.5.10 M. flexor carpi radialis

Innervation N. medianus (C6–C8)

Ursprung
- Humerus, Epicondylus medialis
- Fascia antebrachii.

Ansatz Metakarpale II, palmare Fläche der Basis.

Verlauf
Senkrecht auf dem ventralen Unterarm. Gehört zur oberflächlichen Schicht der ventralen Unterarmmuskulatur.

Funktion
Ellenbogengelenk: FLEX.

Radioulnargelenke: Pronation.

Handgelenke:
- Palmarflexion
- ABD nach radial.

Schwäche
- Kraft bei Palmarflexion und Pronation ↓
- Hand weicht nach ulnar ab.

4.5.11 M. palmaris longus

Innervation N. medianus (C6–Th1)

Ursprung
- Humerus, Epicondylus medialis
- Fascia antebrachii.

Ansatz Strahlt in die Palmaraponeurose ein.

Verlauf
Senkrecht auf dem ventralen Unterarm. Gehört zur oberflächlichen Schicht der ventralen Unterarmmuskulatur.

Funktion
Ellenbogengelenk: Unterstützung der FLEX.

Handgelenke: Palmarflexion.
Spannt die Palmaraponeurose.

Schwäche
- Hohlhandbildung ↓
- Palmarflexion ↓.

Besonderheiten Ist nicht immer vorhanden.

4.5.12 M. flexor carpi ulnaris

Innervation N. ulnaris (C7–Th1)

Ansatz
- Os pisiforme
- über die Erbsenbeinbänder an der Basis des Metakarpale V und Os hamatum.

Verlauf
Senkrecht am ulnaren Unterarm, verwächst am stärksten mit der Faszie. Gehört zur oberflächlichen Schicht der ventralen Unterarmmuskulatur.

Schwäche
- Kraft bei Palmarflexion ↓
- Radiale Abweichung bei Palmarflexion.

Verkürzung Hand in FLEX mit ulnarer Abweichung.

Caput humerale

Ursprung Humerus, Epicondylus medialis

Funktion
Ellenbogengelenk: FLEX.

Handgelenke
- Palmarflexion
- ABD nach ulnar.

Caput ulnare

Ursprung
- Olekranon
- Margo posterior der Ulna, proximale zwei Drittel über Fascia antebrachii.

Funktion
Handgelenke:
- Palmarflexion
- ABD nach ulnar.

4.5.13 M. flexor digitorum superficialis

Innervation N. medianus (C7–Th1)

Ansatz Mittelphalanx des 2.–5. Fingers.

Verlauf
Senkrecht am ventralen Unterarm, inseriert mit vier langen Sehnen. Gehört zur oberflächlichen Schicht der ventralen Unterarmmuskulatur.

Schwäche
- Kraft bei Faustschluß und Palmarflexion ↓
- Kombinationsbewegungen mit FLEX der Mittel- und EXT der Endgelenke (z.B. Maschineschreiben) ↓
- Hyperextension der Mittelgelenke bei EXT.

Verkürzung
- bei Dorsalextension der Hand FLEX der Fingermittelgelenke
- bei EXT der Finger Palmarflexion der Hand.

Caput humeroulnare

Ursprung
- Humerus, Epicondylus medialis
- Ulna, Proc. coronoideus.

Funktion
Ellenbogengelenk: Unterstützung der FLEX.

Handgelenke:
- Palmarflexion
- ABD nach ulnar.

Fingergrundgelenke II–V: FLEX.

Mittelgelenke II–V: FLEX.

Caput radiale

Ursprung Plattsehnig am Radius, Facies und Margo anterior.

Funktion
Handgelenke:
- Palmarflexion
- ABD nach ulnar.

Fingergrundgelenke II–V: FLEX.
Mittelgelenke II–V: FLEX.

4.5.14 M. flexor digitorum profundus

Ursprung

- Ulna, Facies anterior
- Membrana interossea.

Ansatz Endphalanx des 2.–5. Fingers.

Verlauf

Senkrecht auf dem ventralen Unterarm. Gehört zur tiefen Schicht der ventralen Unterarmmuskulatur.

Funktion

Handgelenk: Palmarflexion.

Fingergrundgelenke II–V: FLEX.

Mittel- und Endgelenke I–V: FLEX.

Schwäche Kraft bei FLEX der Finger- und Handgelenke ↓.

Verkürzung

- Bei Dorsalextension der Hand FLEX der Fingergelenke
- bei EXT der Fingergelenke Palmarflexion der Hand.

Pars ulnare

Innervation N. ulnaris (C7–Th1)

Pars radiale

Innervation N. medianus (C7–Th1)

4.5.15 M. flexor pollicis longus

Innervation N. medianus (C7–Th1)

Ansatz Endphalanx des Daumens.

Verlauf

Senkrecht am ventralen Unterarm über den Daumenballen in den Daumen. Gehört zur tiefen Schicht der ventralen Unterarmmuskulatur.

Funktion

Handgelenk: Unterstützung der Palmarflexion.

Daumensattelgelenk:

- FLEX
- Unterstützung der Opposition.

Daumenmittel und -endgelenk: FLEX.

Schwäche

- FLEX des Daumenendgelenks ↓
- Festhalten kleiner Gegenstände zwischen Daumen und Finger ↓
- Überstreckung des Daumenendgelenks bei erheblicher Schwäche.

Caput radiale

Ursprung

- Radius, Facies anterior
- Membrana interossea.

Caput humerale

Ursprung Humerus, Epicondylus medialis.

4.6 Handmuskulatur

4.6.1. Mm. lumbricales I – IV

Innervation

- **I–II:** N. medianus (C6/C7–Th1)
- **III–IV:** N. ulnaris (C8–Th1).

Ursprung

- **I–II:** einköpfig von der radialen Seite der Sehnen des M. flexor digitorum profundus des 2. und 3. Fingers
- **III:** zweiköpfig von den einander zugekehrte Seiten der Sehnen des M. flexor digitorum profundus des 3. und 4. Fingers
- **IV:** zweiköpfig von den einander zugekehrte Seiten der Sehnen des M. flexor digitorum profundus des 4. und 5. Fingers.

Ansatz Radiale Seite der Dorsalaponeurose des 2.–5. Fingers.

Verlauf

Zwischen den tiefen Beugesehnen zu den Phalangen der entsprechenden Finger.

Funktion

Fingergrundgelenke II–V:

- FLEX
- ABD nach radial.

Mittel- und Endgelenke II–V: EXT.

Schwäche „Krallenhand“.

Verkürzung
- Flexionsstellung der Fingergrundgelenke
- Extensionsstellung der Mittel- und Endgelenke.

4.6.2 Mm. interossei palmares I – III

Innervation N. ulnaris (C8–Th1)

Ursprung
- **I:** einköpfig an der Ulnarseite des Metakarpale II
- **II–III:** einköpfig an der Radialseite des Metakarpale IV und V.

Ansatz
- **I:** Grundphalanx und Dorsalaponeurose des 2. Fingers (von ulnar)
- **II–III:** Grundphalanx und Dorsalaponeurose des 4. und 5. Fingers (von radial).

Der Mittelfinger erhält keinen Ansatz.

Verlauf
Zwischen den Mittelhandknochen zur Grundphalanx des jeweiligen Fingers, füllen die Interkarpalräume von palmar.

Funktion
Fingergrundgelenke II, IV, V:
- ADD zum Mittelfinger hin
- FLEX.

Mittel- und Endgelenke II, IV, V: EXT bei gebeugten Grundgelenken.

Schwäche
- ADD der Finger I, II, IV und V ↓
- Hohlhandbildung (z.B. beim Schwimmen) ↓
- Kraft bei FLEX in Grundgelenken und EXT in Mittelgelenken von II, IV und V ↓.

Verkürzung Spreizen der Finger ↓.

4.6.3 Mm. interossei dorsales I – IV

Innervation N. ulnaris (C8–Th1)

Ursprung

Zweiköpfig an den einander zugewandten Seiten der Ossa metacarpi I–V.

Ansatz

- **I:** Basis der Grundphalanx und Dorsalaponeurose des 2. Fingers von radial
- **II–III:** Basis der Grundphalanx und Dorsalaponeurose des 3. Fingers von radial und ulnar
- **IV:** Basis der Grundphalanx und Dorsalaponeurose des 4. Fingers von ulnar.

Verlauf

- Zwischen den Mittelhandknochen zur Grundphalanx, füllen die Interkarpalräume von dorsal
- dorsal über das Lig. metcarpale transversum profundus hinweg
- palmar der Beugeachsen der Fingergrundgelenke.

Funktion

Fingergrundgelenke II–IV:

- ABD
- FLEX.

Mittel- und Endgelenke II–IV: EXT bei gebeugten Grundgelenken.

Schwäche

- ABD von II, III und IV ↓
- Kraft bei EXT der Fingergelenke und FLEX der Grundgelenke der Finger II, III und IV ↓.

Verkürzung

Abduktionsstellung von Finger II und IV, Hohlhandbildung ↓.

4.6.4 M. flexor pollicis brevis

Ursprung
- Retinaculum flexorum
- Os trapezium, Os trapezoideum und Os capitatum in der Tiefe des Karpaltunnels.

Ansatz
- Grundphalanx des Daumens
- radiales Sesambein.

Verlauf Von der medialen Handwurzel in den Daumenballen.

Funktion

Daumensattelgelenk:
- Opposition
- FLEX
- ADD.

Daumengrundgelenk: FLEX.

Funktionelle Gruppe Muskulatur des Daumenballens (☞ S. 78).

Schwäche
- Thenaratrophie
- FLEX im Daumengrundgelenk ↓
- Kraft beim Faustschluß und Greifen mit Daumen und Fingern ↓
- Überstreckung des Grundgelenks bei ausgeprägter Schädigung.

Verkürzung Flexionsstellung im Daumengrundgelenk.

Caput superficiale

Innervation N. medianus (C6–Th1)

Caput profundum

Innervation N. ulnaris (R. profundus, C8–Th1)

4.6.5 M. abductor pollicis brevis

Innervation N. medianus (C7–Th1)

Ursprung
- Retinaculum flexorum
- Os scaphoideum, Tuberositas.

Ansatz
- Grundphalanx des Daumens
- radiales Sesambein.

Verlauf Von der radialen Handwurzel in den Daumenballen.

Funktion
Daumensattelgelenk:
- Palmare ABD
- Opposition.

4

Daumengrundgelenk: FLEX.

Funktionelle Gruppe Muskulatur des Daumenballens (☞ S. 78).

Schwäche
- Greifen großer Gegenstände wegen mangelnder ABD des Daumens ↓
- Adduktionsstellung des Daumens bei ausgeprägter Schwäche.

4.6.6 M. opponens pollicis

Innervation N. medianus (C6–Th1)
Gelegentlich N. ulnaris (C6–Th1)

Ursprung
- Retinaculum flexorum
- Os trapezium, Tuberculum.

Ansatz Metakarpale I, ganze Länge des medialen Randes.

Verlauf Von der radialen Handwurzel in den Daumenballen.

Funktion Daumensattelgelenk:
Opposition durch
- IR
- FLEX
- ADD.

Funktionelle Gruppe Muskulatur des Daumenballens (☞ S. 78).

Schwäche
- Thenaratrophie
- Extensions- und Adduktionsstellung des Metakarpale I
- Halten eines Stiftes und Greifen größerer Gegenstände ↓.

4.5.4 M. adductor pollicis

Innervation N. ulnaris (R. profundus C8–Th1)

Ansatz
- Grundphalanx des Daumens
- ulnares Sesambein.

Verlauf
Zweiköpfiger Ursprung, von der medialen Handinnenfläche in den Daumenballen.

Funktion
Daumensattelgelenk:
- ADD
- FLEX
- Unterstützung der Opposition.

Daumengrundgelenk: FLEX.

Funktionelle Gruppe Muskulatur des Daumenballens (☞ S. 78).

Schwäche
Beim Faustschluß kann der Daumen nicht fest an den Zeigefinger gedrückt werden.

Verkürzung Adduktionsstellung des Daumens.

Caput obliquum

Ursprung

Os capitatum und Os hamatum in der Tiefe des Karpaltunnels.

Caput transversum

Ursprung

Metakarpale III (manchmal II), palmare Fläche.

Muskulatur des Daumenballens

- M. flexor pollicis brevis
- M. abductor pollicis brevis
- M. opponens pollicis
- M. adductor pollicis.

4.6.8 M. abductor digiti minimi

4

Innervation N. ulnaris (R. profundus, C7/C8–Th1)

Ursprung Os pisiforme, Sehne des M. flexor carpi ulnaris.

Ansatz

- Ulnar und palmar an der Basis der Grundphalanx des 5. Fingers
- Fasern zur Dorsalaponeurose.

Verlauf Von der ulnaren Handwurzel in den Hypothenar.

Funktion

Karpometakarpalgelenk V: Unterstützung der Opposition.

Fingergrundgelenk V:

- FLEX
- ABD bei gestrecktem Grundglenk.

Mittel- und Endgelenk V: EXT.

Funktionelle Gruppe Muskulatur des Kleinfingerballens (☞ S. 80).

Schwäche

- Kraft bei ABD des Kleinfingers ↓
- Spreizen der Finger beim Greifen großer Gegenstände (z.B. beim Handballspielen) ↓.

4.6.9 M. flexor digiti minimi brevis

Innervation N. ulnaris (R. profundus, C7/C8–Th1)

Ursprung

- Retinaculum flexorum
- Hamulus ossis hamati.

Ansatz Palmar an der Basis der Grundphalanx des 5. Fingers.

Verlauf Von der ulnaren Handwurzel in den Hypothenar.

Funktion Karpometakarpalgelenk V: Unterstützt die Opposition.

Fingergrundgelenk V:

- FLEX
- ABD.

Funktionelle Gruppe Muskulatur des Kleinfingerballens (☞ S. 80).

Schwäche FLEX und Opposition des Kleinfingers ↓.

Besonderheiten Muskel ist inkonstant.

4.6.10 M. opponens digiti minimi

Innervation N. ulnaris (R. profundus, C7/C8–Th1)

Ursprung

- Retinaculum flexorum
- Hamulus ossis hamati.

Ansatz Metakarpale V, ulnarer Rand.

Verlauf Von der medialen Handinnenfläche in den Hypothenar.

Funktion Karpometakarpalgelenk V: Opposition.

Funktionelle Gruppe Muskulatur des Kleinfingerballens (☞ S. 80).

Schwäche

- Opposition des Kleinfingers ↓
- Greifen kleiner Gegenstände mit allen Fingern und Hohlhandbildung ↓.

4.6.11 M. palmaris brevis

Innervation N. ulnaris (R. superficialis, C7/C8–Th1)

Ursprung
- Aponeurosis palmaris, medialer Rand
- selten auch am Os trapezium.

Ansatz Haut am ulnaren Rand der Hand.

Verlauf
Mehrere getrennte Bündel des Hautmuskels ziehen gerade von medial nach lateral.

Funktion Spannt die Haut des Kleinfingerballens.

Besonderheiten Muskel ist inkonstant.

Muskulatur des Kleinfingerballens
- M. abductor digiti minimi
- M. flexor digiti minimi brevis
- M. opponens digiti minimi

5

Muskeln der unteren Extremitäten

5.1 Hüftmuskulatur

5.1.1 M. gluteus maximus

Innervation N. gluteus inferior (L5–S2)

Ursprung
- Ala ossis ilii, dorsaler Anteil hinter der Linea glutealis posterior
- Fascia thoracolumbalis
- Facies dorsalis des Os sacrum
- Lig. sacrotuberale.

Ansatz
- Tuberositas glutealis
- Tractus iliotibialis.

Verlauf
Von medial schräg nach laterokaudal, verdeckt die Mm. glutaei medius und minimus.

Funktion
Bei fixiertem Ursprung (Spielbeinfunktion).
Hüftgelenk
- EXT
- AR
- kranialer Anteil: ABD
- kaudaler Anteil: ADD.

Bei fixiertem Ansatz (Standbeinfunktion):
- Stabilisiert Becken und Rumpf über dem Standbein
- Aufrichten des Rumpfes aus vorgebeugter Haltung durch EXT des Beckens im Hüftgelenk.

Schwäche
- Hüftextension ↓
- Stabilität des Hüftgelenks in der Standbeinphase ↓
- Aufrichten des vorgebeugten Oberkörpers ↓ (muß durch Hochstemmen mit den Armen auf den Oberschenkeln unterstützt werden).

Verkürzung
- EXT im Hüftgelenk ↓
- Vermehrte EXT der LWS beim Versuch der Hüftstreckung.

5.1.2 M. gluteus medius

Innervation N. gluteus superior (L4–S1)

Ursprung
Ala ossis ilii, Facies glutealis zwischen Crista iliaca, Lineae gluteales posterior und anterior.

Ansatz Trochanter major, lateraler Umfang.

Verlauf
Zieht lateral über das Hüftgelenk, verdeckt den M. gluteus minimus.

Funktion
Bei fixiertem Ursprung (Spielbeinfunktion)
Hüftgelenk:
- ABD
- ventraler Anteil: IR, FLEX
- dorsaler Anteil: AR, EXT.

Bei fixiertem Ansatz (Standbeinfunktion):
- Fixiert das Becken auf der Standbeinseite
- bestimmt mit M. gluteus minimus die Position des Beckens gegenüber dem Standbein.

Schwäche
- Standasymmetrie bei geringer Schwäche: Becken wird leicht nach lateral zur betroffenen Seite verschoben
- typische Störungen des Gangbildes bei ausgeprägter Schwäche durch mangelnde Stabilisation des Hüftgelenks
  - **Duchenne-Hinken:** Körpergewicht wird in der Standbeinphase des betroffenen Beines nach lateral verlagert und dabei im Hüftgelenk abduziert
  - **Trendelenburg-Phänomen:** Becken sinkt in der Standbeinphase des betroffenen Beines auf der Gegenseite ab.

Verkürzung
- Abduktionsstellung
- im Stand Beckentiefstand auf der betroffenen Seite.

5.1.3 M. gluteus minimus

Innervation N. gluteus superior (L4–S1)

Ursprung
Ala ossis ilii, Facies glutealis zwischen Lineae gluteales anterior und inferior.

Ansatz Spitze des Trochanter major.

Verlauf Unter dem M. gluteus medius lateral über das Hüftgelenk.

Funktion ☞ M. gluteus medius

Schwäche
IR und ABD im Hüftgelenk ↓.
☞ M. gluteus medius (meist sind beide Muskeln betroffen).

Verkürzung
- Hüftgelenk in ABD und IR
- Innenrotationsstellung des Oberschenkels
- Tendenz zur Valgusstellung der Kniegelenke bei Belastung.

5.1.4 M. tensor fasciae latae

Innervation N. gluteus superior (L4–S1)

Ursprung Spina iliaca anterior superior.

Ansatz Tractus iliotibialis.

Verlauf
Strahlt auf dem ventrolateralen proximalen Oberschenkel in den Tractus iliotibialis ein.

Funktion
Spannt Fascia lata.
Hüftgelenk:
- FLEX
- ABD bei FLEX > 30°
- IR.

Kniegelenk:
- Unterstützt die EXT
- stabilisiert über Tractus iliotibialis das Kniegelenk von lateral.

Schwäche
- Varusstellung der Kniegelenke im Stand
- Tendenz zur AR im Hüftgelenk.

Verkürzung

- Bei Mitbeteiligung der Hüftgelenksabduktoren und der Fascia lata ABD des Hüftgelenks der betroffenen Seite mit Tendenz zur Valgusstellung des Kniegelenks
- bei Mitbeteiligung der anderen Hüftgelenksflexoren FLEX des Hüftgelenks und IR des Oberschenkels (Patellastellung)
- bei beidseitiger Verkürzung FLEX der Hüftgelenke, selten beidseitige Valgusstellung der Kniegelenke.

5.1.5 M. iliopsoas

Funktion

Bei fixiertem Ursprung (Spielbeinfunktion)
Hüftgelenk:

- FLEX
- unterstützt die AR.

Bei fixiertem Ansatz (Standbeinfunktion)
Hüftgelenk: FLEX des Beckens
Lendenwirbelsäule:

- EXT
- bei einseitiger Kontraktion Lateralflexion zur gleichen Seite.

5

Schwäche

- FLEX im Hüftgelenk ↓, dadurch Behinderung beim Treppensteigen, Bergaufgehen, Aufrichten aus der Rückenlage zum Sitzen
- fehlende FLEX im Hüftgelenk wird beim Gehen durch Bewegungen des Beckens mit Hilfe der lateralen Bauchmuskulatur kompensiert.

Verkürzung

- Bei beidseitiger Verkürzung LWS-Lordose im Stand ↑, Becken in den Hüftgelenken flektiert
- bei einseitiger starker Verkürzung Flexionsstellung mit ABD und AR im betroffenen Hüftgelenk.

Besonderheiten Stärkster Hüftgelenksflexor.

M. iliacus

Innervation Plexus lumbalis (Rr. musculares, L1/L2–L4)

Ursprung Becken:

- Fossa iliaca
- Spina iliaca anterior inferior
- vorderer Kapselanteil des Hüftgelenks.

Ansatz
Femur, Trochanter minor und angrenzende Bereiche des Labium mediale der Linea aspera.

Verlauf
Lateraler Anteil des M. iliopsoas, verläuft gerade nach kaudal.

M. psoas major

Innervation Plexus lumbalis (Rr. musculares, L1–L4)

Ursprung
- Seitenflächen des 12. Brust- und 1.–4. Lendenwirbels
- Proc. costales des 1.–4./5. Lendenwirbels.

Ansatz Trochanter minor.

Verlauf
Zieht mit M. psoas minor zusammen schräg nach kaudolateral.

M. psoas minor

Innervation Plexus lumbalis (Rr. musculares, L1–L4)

Ursprung Seitenflächen des 12. Brust- und 1. Lendenwirbels.

5

Ansatz Trochanter minor.

Verlauf
Zieht mit M. psoas major zusammen schräg nach kaudolateral, inseriert oft mit langer platter Ansatzsehne.

Besonderheiten Muskel ist inkonstant.

5.1.6 M. sartorius

Innervation N. femoralis (L2–L3/L4)

Ursprung Spina iliaca anterior superior.

Ansatz
- Medialer Rand der Tuberositas tibiae
- bildet Pes anserinus superficialis mit M. gracilis und M. semitendinosus.

Verlauf
Auf der Innenseite des Oberschenkels schräg von kranioventral nach kaudodorsal.

Funktion
Hüftgelenk:
- FLEX
- ABD
- AR.

Kniegelenk:
- FLEX
- IR (bei FLEX).

(„Schneidersitzmuskel")

Schwäche
- FLEX, ABD und AR im Hüftgelenk ↓
- Instabilität des Kniegelenks nach ventro-medial.

☞ Mm. gemelli superior et inferior

Verkürzung
- Hüftgelenk in FLEX, ABD und AR (☞ M. iliopsoas)
- EXT im Kniegelenk ↓.

5.1.7 Mm. gemelli superior et inferior

Ansatz
Mit der Sehne des M. obturator internus in der Fossa trochanterica.

Verlauf
Folgt von kranial und kaudal auf dem dorsalen Becken der Ansatzsehne des M. obturator internus.

Funktion Hüftgelenk: AR.

Schwäche
- AR im Hüftgelenk ↓
- IR des Oberschenkels, häufig mit Pronation des Fußes
- Tendenz zur Valgusstellung des Kniegelenks.

Verkürzung Hüftgelenk beim Stehen und Gehen in AR.

Superior

Innervation Plexus sacralis (Rr. musculares, L5–S2)

Ursprung Spina ischiadica.

Inferior

Innervation Plexus sacralis (Rr. musculares, L4–S1/S2)

Ursprung Tuber ischiadicum.

5.1.8 M. quadratus femoris

Innervation N. ischiadicus (L4–S1/S2)

Ursprung Tuber ischiadicum, lateraler Rand.

Ansatz Femur, Crista intertrochanterica.

Verlauf
Quer auf dem dorsalen Becken kaudal des M. gemellus inferior, bedeckt den M. obturator externus.

Funktion Hüftgelenk:
- AR
- ADD.

Schädigung ☞ Mm. gemelli superior et inferior

5.1.9 M. obturator externus

Innervation N. obturatorius (L3 – L4)

Ursprung
- Foramen obturatum, medialer äußerer Umfang
- Membrana obturatoria.

Ansatz Femur, Fossa trochanterica.

Verlauf
- Vom äußeren Anteil des Foramen obturatum unter dem Schenkelhals hindurch in Richtung des Hüftkopfes
- inseriert mit langer Ansatzsehne von kranial in der Fossa trochanterica
- wird vom M. quadratus femoris verdeckt.

Funktion Hüftgelenk:
- AR
- ADD.

Unterstützt den Schenkelhals von kaudal

Schädigung ☞ Mm. gemelli superior et inferior

5.1.10 M. piriformis

Innervation
N. ischiadicus oder Rr. musculares des Plexus sacralis (L5/S1 – S2)

Ursprung
Os sacrum, Facies pelvica, nahe der 2.– 4. Foramina sacralia anteriores.

Ansatz Spitze des Trochanter major.

Verlauf
- Von medial durch das Foramen ischiadicum majus, mit langer Sehne zum kranialen Trochanter major
- teilt das Foramen ischiadicum majus in ein Foramen suprapiriforme und ein Foramen infrapiriforme.

Funktion
Hüftgelenk:
- AR
- ABD (besonders bei FLEX).

Schädigung
☞ Mm. gemelli superior et inferior
ABD bei gebeugtem Hüftgelenk erschwert.

5.1.11 M. obturator internus

Innervation Plexus sacralis (Rr. musculares, L5–S2).

Ursprung
- Foramen obturatum, innerer Umfang
- Membrana obturatoria.

Ansatz Fossa trochanterica.

Verlauf
- Aus dem kleinen Becken durch das Foramen ischiadicum minus
- biegt dann durch die Incisura ischiadica minor scharf ab zur Fossa trochanterica.

Nutzt den Corpus ossis ischii als Hypomochlion.

Funktion
Hüftgelenk:
- AR
- unterstützt die ADD
- ABD bei gleichzeitiger FLEX.

Schädigung ☞ Mm. gemelli superior et inferior

5.2 Oberschenkelmuskulatur

5.2.1 M. semitendinosus

Innervation N. tibialis (L4–S2)

Ursprung Tuber ischiadicum.

Ansatz
- Condylus medialis tibiae
- bildet Pes anserinus superficialis mit M. sartorius und M. gracilis.

5

Verlauf Dorsomedial am Oberschenkel, fast senkrecht nach distal.

Funktion
Hüftgelenk:
- EXT
- ADD.

Kniegelenk:
- FLEX
- IR (bei FLEX).

Funktionelle Gruppe Ischiokrurale Muskulatur (☞ S. 92)

Schädigung ☞ S. 92

5.2.2 M. semimembranosus

Innervation N. tibialis (L4–S2)

Ursprung Tuber ischiadicum.

Ansatz
- Condylus medialis tibiae
- Lig. popliteum obliquum

- Faszie des M. popliteus
- bildet Pes anserinus profundus.

Verlauf
Dorsomedial am Oberschenkel, bildet Führungsrinne für den darüberliegenden M. semitendinosus.

Funktion
Hüftgelenk:
- EXT
- ADD.

Kniegelenk:
- FLEX
- IR (bei FLEX)
- AR (Schlußrotation) bei EXT.

Funktionelle Gruppe Ischiokrurale Muskulatur (☞ S. 92)

Schädigung ☞ S. 92

5.2.3 M. biceps femoris

Ansatz Caput fibulae.

Funktionelle Gruppe Ischiokrurale Muskulatur (☞ S. 92)

Schädigung ☞ S. 92

Caput longum

Innervation N. tibialis (L5–S3)

Ursprung Tuber ischiadicum.

Verlauf
Von mediokranial nach laterokaudal schräg über die Rückseite des Oberschenkels.

Funktion
Hüftgelenk:
- EXT
- AR
- ADD.

Kniegelenk:
- FLEX
- AR (bei FLEX).

Caput breve

Innervation N. fibularis (peroneus) communis (L5–S2)

Ursprung

Dorsal am mittleren Femurdrittel, Labium laterale der Linea aspera.

Verlauf Lateral auf der Rückseite des Oberschenkels.

Funktion

Kniegelenk:

- FLEX
- AR (bei FLEX).

Ischiokrurale Muskulatur

- M. semitendinosus
- M. semimembranosus
- M. biceps femoris.

Schädigung der ischiokruralen Muskulatur

- **Beidseitige Schwäche:** Im Stand Überstreckung der Kniegelenke, Flexionsstellung im Hüftgelenk, EXT der Lendenwirbelsäule ↑
- **Einseitige Schwäche:** Im Stand Überstreckung des betroffenen Kniegelenks, IR des Beckens im Hüftgelenk der betroffenen Seite
- **Schwäche des lateralen Muskels (M. biceps femoris):** bei Belastung dorsolaterale Instabilität im Kniegelenk mit Varusstellung
- **Schwäche der medialen Muskeln (M. semimembranosus, M. semitendinosus):** bei Belastung dorsomediale Instabilität im Kniegelenk mit Valgusstellung und Tendenz zur AR des Unterschenkels
- **Verkürzung:** EXT im Kniegelenk bei gebeugtem Hüftgelenk ↓, FLEX im Hüftgelenk bei gestrecktem Kniegelenk ↓. Bei ausgeprägter Kontraktur Extensionsdefizit im Kniegelenk; EXT des Beckens im Hüftgelenk und FLEX der Lendenwirbelsäule.

5.2.4 M. quadriceps femoris

Innervation N. femoralis (L2–L4)

Ansatz
- Alle vier Anteile des M. quadriceps bilden eine gemeinsame Sehne (Patellarsehne, Lig. patellae), die an der Tuberositas tibiae inseriert. In diese Sehne ist die Patella als Sesambein eingelagert
- einzelne Faserzüge verlaufen medial und lateral von der Patella und bilden das Retinaculum patellae (Reservestreckapparat).

Funktion Kniegelenk: EXT.

Schwäche
- EXT im Kniegelenk gegen die Schwerkraft ↓
- Beeinträchtigung beim Treppensteigen, Bergaufgehen, Aufstehen und Hinsetzen
- bei Belastung häufig Überstreckung des Kniegelenks.

Verkürzung FLEX im Kniegelenk ↓.

M. rectus femoris

Ursprung
- Caput rectum: Spina iliaca anterior inferior
- Caput reflexum: kranialer Rand des Acetabulums.

Verlauf
Ventral am Oberschenkel von kraniolateral nach kaudomedial.

Funktion ☞ M. quadriceps femoris
Hüftgelenk: FLEX.

Schwäche ☞ M. quadriceps femoris

Verkürzung
- FLEX im Kniegelenk bei gestrecktem Hüftgelenk ↓
- EXT im Hüftgelenk bei gebeugtem Kniegelenk ↓.

M. vastus medialis

Ursprung
Dorsomedial am Femur, Labium mediale der Linea aspera, distal stärker als proximal.

Verlauf
Von dorsal nach medial auf die Vorderseite des Oberschenkels.

M. vastus lateralis

Ursprung

- Basis des Trochanter major
- dorsolateral am Femur, Labium laterale der Linea aspera.

Verlauf Von dorsolateral auf die Vorderseite des Oberschenkels.

M. vastus intermedius

Ursprung Ventraler Femurschaft.

Verlauf

Fast senkrecht auf der Vorderseite des Oberschenkels nach kaudal.

5.2.5 M. articularis genus

Innervation N. femoralis (L2–L4)

Ursprung Distal am ventralen Femur.

Ansatz

Kniegelenkskapsel, proximaler Anteil der Membrana synovialis.

Verlauf Senkrecht in die Kniegelenkskapsel.

Funktion

Spannt die Gelenkkapsel, um bei Extension ein Einklemmen zu verhindern.

Besonderheiten

Kann mit M. vastus intermedius verschmolzen sein.

5.2.6 M. pectineus

Innervation N. femoralis und N. obturatorius (L2–L4)

Ursprung Pecten ossis pubis.

Ansatz Femur, Linea pectinea.

Verlauf

- Von der Dorsalseite des Os pubis schräg zum oberen medialen Oberschenkel
- Oberflächlich über dem M. adductor brevis
- kranial vom M. adductor longus.

Funktion
Hüftgelenk:
- ADD
- FLEX
- AR.

Schädigung ☞ S. 97

5.2.7 M. adductor longus

Innervation N. obturatorius (L2–L4)

Ursprung Os pubis, Ramus superior und inferior.

Ansatz Femur, Labium mediale der Linea aspera, mittleres Drittel.

Verlauf
Von dorsal schräg zum mittleren medialen Oberschenkel, setzt dort kurzsehnig an.

Funktion
Hüftgelenk:
- ADD
- Unterstützung der FLEX.

Schädigung ☞ S. 97

5.2.8 M. adductor brevis

Innervation N. obturatorius (L2–L4)

Ursprung Os pubis, Ramus inferior.

Ansatz Femur, Labium mediale der Linea aspera, oberes Drittel.

Verlauf
Vom dorsokaudalen Becken schräg zum medialen oberen Femur.

Funktion
Hüftgelenk:
- ADD
- EXT
- AR.

Schädigung ☞ S. 97

5.2.9 M. adductor magnus

Innervation N. obturatorius und N. ischiadicus (N. tibialis)
- ventraler Anteil (L2–L4)
- dorsaler Anteil (L4–S1).

Ursprung
- Ramus ossis ischii
- Tuber ischiadicum.

Ansatz
- Femur, Labium mediale. der Linea aspera, oberes und mittleres Drittel
- Femur, Epicondylus medialis
- Membrana vastoadductoria.

Verlauf Medial am Oberschenkel bis zum Kniegelenk.

Funktion
Hüftgelenk:
- ADD
- EXT
- AR
- IR des nach außen rotierten Beines (über Zug an Membrana vastoadductoria und Epicondylus medialis femoris).

Schädigung ☞ S. 97

Besonderheiten
Schließt mit beiden Anteilen den Hiatus tendineus ein.

5.2.10 M. adductor minimus

Innervation N. obturatorius (L2–L4)

Ursprung
Os pubis, Ramus inferior, proxmal vom M. adductor magnus.

Ansatz Femur, Labium mediale der Linea aspera, oberer Anteil.

Verlauf In tiefer Schicht von medial nur leicht schräg nach lateral.

Funktion
Hüftgelenk:
- ADD
- FLEX
- AR.

Schädigung ☞ Kasten

Besonderheiten
Der Muskel ist ein kleiner Anteil des M. adductor magnus, liegt proximal vor ihm.

5.2.11 M. gracilis

Innervation N. obturatorius (L2–L4)

Ursprung
- Os pubis, Ramus inferior
- Symphysis pubica.

Ansatz
- Condylus medialis tibiae und medialen Rand der Tuberositas tibiae
- bildet Pes anserinus superficialis mit M. sartorius und M. semitendinosus.

Verlauf Gerade am medialen Oberschenkel.

Funktion
Hüftgelenk: ADD
Kniegelenk:
- FLEX
- IR.

Schädigung der Adduktoren

Schwäche:
- Störung der Balance des Beckens im Einbeinstand und beim Gehen (Standbeinphase)
- Vorziehen des Beines beim Gehen (Spielbeinphase) ↓
- Beckenfixation ↓, daher seitliches Heben von Lasten (z.B. Koffer) beeinträchtigt
- Schenkelschluß (z.B. Übereinanderschlagen der Beine) ↓.

Verkürzung:
- Hüftgelenk in ADD
- im Stand Beckenhochstand der betroffenen Seite, der Fuß berührt nur mit der Zehenspitze den Boden; wird der Fuß ganz aufgesetzt, kompensiert das andere Bein die Längendifferenz durch FLEX oder ABD in Hüft- und Kniegelenk.

5.3 Unterschenkelmuskulatur

5.3.1 M. triceps surae

Ansatz Tuber calcanei.

Verlauf
- Dorsal am Unterschenkel, Muskelbauch bildet die Wade
- Ansatzsehne bildet die Achillessehne (Tendo calcaneus).

Funktion
Oberes Sprunggelenk:
- Plantarflexion
- Supination.

Im Stand stabilisieren die Muskeln Knie- und Sprunggelenke.

Besonderheiten
Tendenz zur Verkürzung durch häufiges Tragen von Schuhen mit hohen Absätzen.

M. gastrocnemius

5

Innervation N. tibialis (S1–S2)

Funktion
Kniegelenk: FLEX
Oberes Sprunggelenk: Plantarflexion
Unteres Sprunggelenk: Supination.

Schwäche
- Steilstellung des Kalkaneus
- Überstreckung des Kniegelenks im Stand
- Zehenstand nicht möglich
- Abrollvorgang ↓↓.

Verkürzung
- Bei gestrecktem Kniegelenk keine volle Dorsalextension möglich, bei voller Dorsalextension keine vollständige EXT im Kniegelenk möglich
- im Stand
  - bei leichter Verkürzung Abheben der Ferse bei Vorverlagerung des Körpergewichts
  - bei starker Verkürzung Spitzfußstellung, bei vollständigem Sohlenkontakt FLEX im Kniegelenk.

Caput mediale

Ursprung Femur, Epicondylus medialis.

Caput laterale

Ursprung Femur, Epicondylus lateralis.

Besonderheiten
In der Ursprungssehne findet man häufig ein Sesambein (Fabella).

M. soleus

Innervation N. tibialis (L5–S2)

Ursprung
- Fibula, Caput fibulae, Facies posterior, Margo posterior
- Tibia, Facies posterior
- Arcus tendineus zwischen Tibia und Fibula.

Funktion
Oberes Sprunggelenk: Plantarflexion
Unteres Sprunggelenk: Supination.

Schwäche
- Steilstellung des Kalkaneus, Tendenz zum Hohlfuß
- Zehenstand ↓↓
- Abrollvorgang ↓
- im Stand leichte FLEX im Kniegelenk oder Vorverlagerung des Körpergewichtes

Verkürzung
- Spitzfußstellung
- Tendenz zur Überstreckung des Kniegelenks im Stand
- kompensatorisches Auswärtsdrehen des Fußes beim Gehen.

M. plantaris

Innervation N. tibialis (L4–S1)

Ursprung Femur, Epicondylus lateralis.

Ansatz
☞ M. triceps surae
Fascia cruris, tiefes Blatt.

Funktion
Kniegelenk: FLEX.
Oberes Sprunggelenk: Plantarflexion.

Schädigung ☞ M. gastrocnemius

Besonderheiten
- Muskel ist inkonstant
- Ansatz mit langer, dünner Sehne fällt sehr variabel aus.

5.3.2 M. popliteus

Innervation N. tibialis (L4–S1/S2)

Ursprung
- Femur, Epicondylus lateralis
- lateraler Meniskus
- Fibulaköpfchen.

Ansatz Tibia, Facies posterior oberhalb der Linea musculi solei.

Funktion
Kniegelenk:
- FLEX
- IR (in FLEX, bei fixiertem Ursprung)
- AR (in FLEX, bei fixiertem Ansatz).

Schwäche
- Überstreckung im Kniegelenk
- Außenrotationsstellung des Unterschenkels.

Verkürzung
- EXT im Kniegelenk ↓
- Unterschenkel leicht innenrotiert.

5.3.3 M. tibialis posterior

Innervation N. tibialis (L4/L5–S1)

Ursprung
- Tibia, proximaler Anteil der Facies posterior
- Membrana interossea cruris
- Fibula, Facies medialis.

Ansatz
- Os naviculare, Tuberositas
- Os cuneiforme mediale, Plantarfläche
- Metatarsale II–IV, Basis.

Verlauf Hinter dem Malleolus medialis auf die Fußsohle.

Funktion

Oberes Sprunggelenk: Plantarflexion.
Unteres Sprunggelenk: Supination.
Aktive Verspannung des Fußlängsgewölbes (☞ S.114).

Schwäche

- Supination und Plantarflexion ↓
- Zehenstand ↓
- Abrollvorgang ↓
- Pronationsstellung des Fußes
- Abflachen des Längsgewölbes.

Verkürzung

- Fuß in Supination und Plantarflexion (Equinovarusstellung)
- Varusstellung des Vorfußes
- bei Belastung Inversion der Ferse.

5.3.4 M. flexor digitorum longus

Innervation N. tibialis (L4–S1/S2)

Ursprung

- Tibia, proximaler Anteil der Facies posterior und Margo interosseus
- Faszie des M. tibialis posterior bis zum distalen Drittel der Fibula.

Ansatz Endphalanx der 2.–5. Zehe.

Verlauf

- Mit langer Ansatzsehne von dorsal unter dem Malleolus medialis
- plantar zur 2.–5. Zehe.

Funktion

Oberes Sprunggelenk: Plantarflexion
Unteres Sprunggelenk: Supination
Zehengrundgelenke, Mittel- und Endgelenke II–V: FLEX.
Aktive Verspannung des Fußlängsgewölbes (☞ S.114).

Schwäche

- Überstreckungstendenz in den Endgelenken der 2.–5. Zehe
- Supination und Plantarflexion ↓
- bei Belastung Pronation
- Abflachen des Fußlängsgewölbes.

Verkürzung
- Flexionsstellung bes. der Endgelenke der 2.–5. Zehe
- Dorsalextension und Pronation ↓.

5.3.5 M. flexor hallucis longus

Innervation N. tibialis (L5–S2)

Ursprung
- Fibula, Facies posterior und distale Zweidrittel des Margo posterior.
- Membrana interossea cruris
- Septum intermusculare cruris posterior.

Ansatz Endphalanx der Großzehe.

Verlauf
- Vom lateralen distalen Unterschenkel mit langer Ansatzsehne dorsal unter Malleolus medialis
- plantar zur Großzehe.

Funktion
Oberes Sprunggelenk: Plantarflexion.
Unteres Sprunggelenk: Supination.
Großzehengrundgelenk, Mittel- und Endgelenk I: FLEX.

Schwäche:
- Überstreckung im Großzehenendgelenk
- Supination und Plantarflexion ↓
- bei Belastung Tendenz zur Pronation.

Verkürzung
Hammerzehenstellung der Großzehe (Überstreckung des Grundgelenks und FLEX des Endgelenks).

5.3.6 M. tibialis anterior

Innervation N. fibularis (peroneus) profundus (L4–S1)

Ursprung
- Tibia, Epicondylus lateralis und Facies lateralis
- Membrana interossea cruris
- Fascia cruris.

Ansatz

- Metatarsale I, medialer Rand der Basis
- Os cuneiforme mediale, plantare Fläche.

Verlauf

- Auf dem ventrolateralen Unterschenkel
- schräg mit langer Ansatzsehne vor dem Malleolus medialis zum medialen Fußrand.

Funktion

Oberes Sprunggelenk: Dorsalextension
Unteres Sprunggelenk: Supination.

Schwäche

- Dorsalextension und Supination ↓
- Spitzfußstellung mit Tendenz zur Pronation.

Verkürzung

Dorsalextension mit Supination des Fußes (Kalkaneovarusstellung).

5.3.7 M. extensor hallucis longus

Innervation N. fibularis (peroneus) profundus (L4–S1)

5

Ursprung

- Fibula, Facies medialis
- Membrana interossea cruris
- Fascia cruris.

Ansatz

Sehnig an der Endphalanx der Großzehe.

Verlauf

Vom lateralen Unterschenkel mit langer Ansatzsehne ventral über die Sprunggelenke zur Großzehe.

Funktion

Oberes Sprunggelenk: Dorsalextension
Unteres Sprunggelenk: Supination
Großzehengrundgelenk, Mittel- und Endgelenk I: EXT.

Schwäche

- EXT der Großzehe erschwert
- Flexionsstellung der Großzehe
- Dorsalextension ↓.

Wenn der M. extensor hallucis brevis nicht geschwächt ist, kann das Großzehengrundgelenk in Verbindung mit ADD gestreckt werden, während im Endgelenk I keine EXT möglich ist.

Verkürzung
- Großzehe in EXT
- Köpfchen des Metatarsale I ist nach plantar verschoben.

5.3.8 M. extensor digitorum longus

Innervation
N. fibularis (peroneus) profundus (L4–S1)

Ursprung
- Tibia, Condylus lateralis
- Fibula, Margo anterior
- Membrana interossea cruris
- Fascia cruris
- Septum intermusculare anterius cruris.

Ansatz
Strahlt mit vier Sehnen in die Dorsalaponeurosen der 2.–5. Zehe ein.

Verlauf Gerade auf dem lateralen Unterschenkel.

Funktion
Oberes Sprunggelenk: Dorsalextension
Unteres Sprunggelenk: Pronation
Zehengrundgelenke, Mittel- und Endgelenke II–V: EXT.

Schwäche
- Tendenz zum Spitzfuß und Varusstellung des Vorfußes
- Dorsalextension und Pronation ↓.

Verkürzung Überstreckung der Grundgelenke.

Besonderheiten
Beim Plattfuß finden sich häufig schwache Zehenextensoren.

5.3.9 M. fibularis (peroneus) tertius

Innervation N. fibularis (peroneus) profundus (L4–S1)

Ursprung
Geht aus dem distalen Anteil des M. extensor digitorum longus hervor.

Ansatz Metatarsale V, dorsale Fläche.

Verlauf
Vom lateralen distalen Unterschenkel zum lateralen Fußrand, wo er plattsehnig ansetzt.

Funktion
Oberes Sprunggelenk: Dorsalextension.
Unteres Sprunggelenk: Pronation.

Funktionelle Gruppe Peroneusgruppe (☞ S. 106).

Besonderheiten
Gehört funktionell zur Peroneusgruppe, liegt aber am ventralen Unterschenkel.

5.3.10 M. fibularis (peroneus) longus

Innervation N. fibularis (peroneus) superficialis (L4–S1)

Ursprung
- Fibula, Caput, Facies lateralis und Margo posterior (proximale Zweidrittel)
- Fascia cruris
- Septa intermuscularia cruris anterius und posterius.

Ansatz
- Metatarsale I (II), Tuberositas
- Os cuneiforme mediale.

Verlauf
Vom lateralen Unterschenkel mit langer Ansatzsehne dorsal vom Malleolus lateralis in die Tiefe der Fußsohle, quert dabei alle Metatarsale.

Funktion
Oberes Sprunggelenk: Plantaflexion.
Unteres Sprunggelenk: Pronation.
Unterstützung des Quergewölbes im Fußwurzelbereich.

Funktionelle Gruppe Peroneusgruppe (☞ S. 106).

Schwäche
- Pronation und Plantarflexion ↓
- Varusstellung des Fußes
- Stabilität der Sprungggelenke nach lateral ↓
- Zehenstand ↓.

Verkürzung Valgusstellung des Fußes.

Besonderheiten
Zusammen mit M. adductor hallucis (Caput transversa) verantwortlich für die Verspannung des Quergewölbes (☞ S. 114).

5.3.11 M. fibularis (peroneus) brevis

Innervation
N. fibularis (peroneus) superficialis (L4–S1)

Ursprung
- Fibula, Facies lateralis und Margo anterior (distale Hälfte)
- Septa intermuscularia cruris anterius und posterius.

Ansatz Metatarsale V, Tuberositas.

Verlauf
Unter dem M. peroneus longus vom distalen Unterschenkel hinter dem Malleolus lateralis zum lateralen Fußrand.

Funktion
Oberes Sprunggelenk: Plantarflexion
Unteres Sprunggelenk: Pronation.

Funktionelle Gruppe Peroneusgruppe.

Schädigung ☞ M. fibularis (peroneus) longus

Peroneusgruppe
- M. fibularis (peroneus) longus
- M. fibularis (peroneus) brevis
- (M. fibularis (peroneus) tertius).

5.4 Fußmuskulatur

5.4.1 M. extensor digitorum brevis

Innervation N.fibularis (peroneus) profundus (L4–S1)

Ursprung
- Kalkaneus, dorsolaterale Fläche
- Lig. talocalcaneum lateralis
- Retinaculum mm. extensorum inferius.

Ansatz
- Mittelphalanx der 2.–4. Zehe
- Dorsalaponeurose.

Verlauf
- Unter Malleolus lateralis auf den Fußrücken
- unter den Sehnen des M. extensor digitorum longus und M. peroneus tertius hindurch zu den Zehen.

Funktion Zehengrundgelenke; Mittel- und Endgelenke II–V: EXT.

Schädigung ☞ M. extensor digitorum longus

5.4.2 M. extensor hallucis brevis

Innervation N.fibularis (peroneus) profundus (L4–S1)

Ursprung
☞ M. extensor digitorum brevis
Entspricht der medialen Sehne des M. extensor digitorum brevis.

Ansatz Grundphalanx der Großzehe, dorsale Fläche der Basis.

Verlauf ☞ M. extensor digitorum brevis
Unter den Sehnen des M. extensor digitorum longus und M. peroneus tertius hindurch zur Großzehe.

Funktion Großzehengrundgelenk: EXT.

Schädigung ☞ M. extensor hallucis longus
Ein isolierter Funktionsausfall kann von einem kräftigen M. extensor hallucis longus kompensiert werden.

5.4.3 M. abductor hallucis

Innervation N. plantaris medialis (L5–S1)

Ursprung
- Proc. medialis des Tuber calcanei
- Retinaculum mm. flexorum
- Plantaraponeurose.

Ansatz Grundphalanx der Großzehe

Verlauf Auf der Plantarseite des medialen Fußrandes.

Funktion
Großzehengrundgelenk:
- ABD
- FLEX.

Aktive Verspannung des Fußlängsgewölbes (☞ S. 114).

Schwäche
- Valgusstellung des Vorfußes
- Hallux valgus (ADD der Großzehe)
- Absinken des Os naviculare nach mediokaudal.

Verkürzung
- Varusstellung des Vorfußes
- ABD der Großzehe.

5.4.4 M. flexor hallucis brevis

Innervation N. plantaris medialis (L5–S1)

Ursprung
- Plantare Flächen der Ossa cuneiformia mediale, intermedium und laterale
- Sehne des M. tibialis posterior
- Lig. calcaneocuboideum plantare
- Plantaraponeurose.

Ansatz
- Zweiköpfig medial und lateral an der Basis der Grundphalanx der Großzehe
- am medialen und lateralen Sesambein im Bereich des Großzehengrundgelenks
- lateral an der Sehne des M. adductor hallucis.

Verlauf Plantar auf dem medialen Strahl fast gerade nach distal.

Funktion

Großzehengrundgelenk:

- FLEX
- ABD.

Aktive Verspannung des Fußlängsgewölbes (☞ S. 114).

Schwäche:

- Bei intaktem M. flexor hallucis longus Überstreckung im Grundgelenk bei FLEX des Endgelenks (Hammerzehenstellung)
- Stabilität des Längsgewölbes ↓.

Verkürzung

FLEX der Großzehe (Hallux flexus).

5.4.5 M. adductor hallucis

Innervation N. plantaris lateralis (S1–S2)

Ansatz

- Laterales Sesambein am Großzehengrundgelenk
- laterale Seite der Grundphalanx der Großzehe.

Funktion

Großzehengrundgelenk:

- ADD
- FLEX.

Aktive Verspannung der Fußgewölbe (☞ S. 114).

Verkürzung Hallux valgus (ADD der Großzehe).

Caput obliquum

Ursprung

- Os cuboideum, Os cuneiforme laterale, plantare Fläche
- Basen der Metatarsale II–IV
- Sehnenscheide des M. peroneus longus
- Lig. calcaneocuboideum plantare, Lig. plantare longum.

Verlauf

Von der Mitte der Fußsohle zur Großzehe.

Caput transversum

Ursprung

- Gelenkkapsel der Grundgelenke III–V
- Ligg. metatarsalia transversa.

Verlauf

In Höhe des Fußballens quer von Kleinzehe zur Großzehe über die Fußsohle.

Besonderheiten

Einziger Sohlenmuskel, der das Quergewölbe im Mittelfußbereich stabilisiert, wirkt synergistisch mit der Sehnen des M. fibularis (peroneus) longus.

5.4.6 M. flexor digitorum brevis

Innervation N. plantaris medialis (L4–S1)

Ursprung

- Proc. medialis des Tuber calcanei
- Plantaraponeurose, proximaler Abschnitt.

Ansatz Mittelphalanx II–IV.

Verlauf

In der Mitte der Fußsohle nach distal, die dünnen Ansatzsehnen werden dabei von den Sehnen des M. flexor digitorum longus durchbohrt.

Funktion

Grund- und Mittelgelenke II–IV: FLEX

Aktive Verspannung der Fußgewölbe (☞ S. 114).

Schwäche

- FLEX der Mittelgelenke II–V ↓
- Stabilität des Längs- und Quergewölbes ↓
- bei intaktem M. flexor digitorum longus Überstreckung im Grundgelenk II–V, FLEX der Endgelenke.

Verkürzung

- FLEX der Mittelgelenke
- EXT der 2.–5. Zehe ↓
- Tendenz zum Hohlfuß.

5.4.7 M. quadratus plantae

5.4.1
M. flexor accessorius

Innervation N. plantaris lateralis (S1–S2)

Ursprung
- Caput mediale: medialer Rand der Sohlenfläche des Kalkaneus und medialer Rand des Lig. plantare longum
- Caput laterale: lateraler Rand der Sohlenfläche des Kalkaneus und lateraler Rand des Lig. plantare longum.

Ansatz
Lateraler Rand der Sehne des M. flexor digitorum longus, vor der Teilungsstelle.

Verlauf Gerade plantar von der Ferse zur Mitte der Fußsohle.

Funktion
Unterstützt und korrigiert die schräge Zugrichtung des M. flexor digitorum longus.

Schädigung Wirkung des M. flexor digitorum longus ↓.

5.4.8 Mm. lumbricales I–IV

Innervation
I: N. plantaris medialis (L4–S1)
II–IV: N. plantaris lateralis (L4–S2).

Ursprung
Sehnen des M. flexor digitorum longus
- **I:** Mediale Seite der 2. Sehne
- **II:** einander zugekehrte Seiten der 2. und 3. Sehne
- **III:** einander zugekehrte Seiten der 3. und 4. Sehne
- **IV:** einander zugekehrte Seiten der 4. und 5. Sehne.

II–IV sind zweiköpfig.

Ansatz
- Mediale Seite der Grundphalanx II–V
- strahlt in die Dorsalaponeurose der 2.–5. Zehe ein.

Funktion
Zehengrundgelenke II–V: FLEX
Mittel- und Endgelenke II–V: EXT.

Unterstützt das Quergewölbe.

Schwäche

- bei kräftigem M. flexor digitorum longus Hammerzehenstellung (Überstreckung der Grundgelenke und FLEX der Mittel- und Endgelenke)
- Stabilität des Quergewölbes ↓.

5.4.9 Mm. interossei plantares I–III

Innervation N. plantaris lateralis (S1–S2)

Ursprung Basis und mediale Seiten der Metatarsale III–V.

Ansatz

- Medial an den Basen der Grundphalanx III–V
- strahlt in die Dorsalaponeurose der 3.–5. Zehe ein.

Funktion

Zehengrundgelenke III–V:

- FLEX
- ADD.

Mittel- und Endgelenke II–V: EXT.

Schädigung ☞ Mm. lumbricales

5.4.10 Mm. interossei dorsales I–IV

Innervation N. plantaris lateralis (S1–S2)

Ursprung

Zweiköpfig von den einander zugewandten Seiten der Metatarsale.

Ansatz

- Basis der Grundphalanx II–V
- strahlt in die Dorsalaponeurosen der 2.–5. Zehe ein.

Funktion

Zehengrundgelenke:

- FLEX
- ABD der 2.–4. Zehe.

Mittel- und Endgelenke: EXT.

Schädigung ☞ Mm. lumbricales

5.4.11 M. abductor digiti minimi

Innervation N. plantaris lateralis (S2–S3)

Ursprung
- Kalkaneus, Proc. medialis und lateralis
- Tuberositas des Metatarsale V
- Plantaraponeurose.

Ansatz Lateraler Rand der Basis von Grundphalanx V.

Funktion
Kleinzehengrundgelenk V:
- ABD
- FLEX.

Beteiligt an der Verspannung des Fußlängsgewölbes (☞ S. 114).

5.4.12 M. flexor digiti minimi (brevis)

Innervation N. plantaris medialis (S2–S3)

Ursprung
- Vorderer Anteil des Lig. plantare longum
- Basis des Metatarsale V
- Sehnenscheide des M. fibularis (peroneus) longus.

Ansatz Basis der Grundphalanx V.

Funktion
Kleinzehengrundgelenk: FLEX.
Beteiligt an der Verspannung des Fußlängsgewölbes (☞ S. 114).

Verkürzung Flexionsstellung der Kleinzehe.

5.4.13 M. opponens digiti minimi

Innervation N. plantaris medialis (S2–S3)

Ursprung
- Vorderer Anteil des Lig. plantare longum
- Sehnenscheide des M. fibularis (peroneus) longus.

Ansatz Lateraler Rand des Metatarsale V.

Funktion

Opposition des Metatarsale V.
Beteiligt an der Verspannung des Fußquergewölbes.

Besonderheiten Muskel ist inkonstant

Unterstützung der Fußgewölbe.

- **Längsgewölbe:** M. flexor digitorum longus, M. tibialis posterior, M. flexor hallucis longus, M. peroneus longus, M. abductor hallucis, M. adductor hallucis (Caput obliquum), M. flexor digitorum brevis, M. quadratus plantae, M. abductor digiti minimi, M. flexor digiti minimi brevis, M. opponens digiti minimi
- **Quergewölbe:** M. tibialis anterior, M. peroneus longus, M. adductor hallucis (Caput transversum), Mm. lumbricales, Mm. interossii.

6

Rückenmuskulatur

6.1 Nichtautochthone Rückenmuskulatur

6.1.1 M. serratus posterior superior

Innervation
- Rr. anteriores nn. cervicales (C6–C8)
- Rr. anteriores nn. intercostales (Th1–Th4).

Ursprung
Dornfortsätze des 6. und 7. Hals- und des 1. und 2. Brustwirbels.

Ansatz
Fleischige Zacken am Oberrand der 2.–5. Rippe, lateral der Angulus costae.

Funktion
- Hebt die 2.–5. Rippe (Einatemhilfsmuskel, ☞ S. 39)
- unterstützt die EXT der BWS.

Schwäche
- Forcierte Einatmung ↓
- EXT der BWS ↓.

6.1.2 M. serratus posterior inferior

Innervation
- Rr. anteriores nn. intercostales (Th11–Th12)
- Rr. anteriores nn. lumbales (L1–L2).

Ursprung
Dornfortsätzen des 11. und 12. Brustwirbels und des 1. und 2. Lendenwirbels, über Fascia thoracolumbalis.

Ansatz
Vier variable Zacken an den Unterrändern der 9.– 12. Rippe.

Funktion
- Senkt die 9.– 12. Rippe (Ausatemhilfsmuskel, ☞ S. 39)
- zieht die unteren Rippen nach lateral (Antagonist zum Zwerchfell).

Schwäche Forcierte Ausatmung (Husten) ↓.

6.2 Autochthone Rückenmuskulatur, medialer Trakt

Die authochthone Rückenmuskulatur wird in ihrer Gesamtheit auch als M. erector spinae bezeichnet.

6.2.1 Spinales System

M. interspinalis

Innervation
Rr. posteriores der Spinalnerven der jeweiligen Segmente.

Verlauf
- Paarig angeordnet
- verbindet jeweils die Dornfortsätze zweier benachbarter Wirbel
- im Brustbereich nur selten vorhanden.

Funktion
- EXT der WS
- Stabilisation der Bewegungssegmente.

M. interspinalis lumborum
Verbindet die Dornfortsätze der benachbarten Lendenwirbel.

M. interspinalis thoracis
Verbindet die Dornfortsätze der benachbarten Brustwirbe.
Nur selten vorhanden.

M. interspinalis cervicis
Verbindet die gegabelten Spitzen der Dornfortsätze der benachbarten Halswirbel.

6

M. spinalis

Innervation
Rr. posteriores der Spinalnerven der jeweiligen Segmente.

Verlauf
- Seitlich von Dornfortsatz zu Dornfortsatz
- überspringt mehrere Wirbel
- im BWS-Bereich am stärksten ausgeprägt.

Funktion
☞ M. interspinalis
Bei einseitiger Kontraktion leichte Lateralflexion.

M. spinalis thoracis

Ursprung
Mit M. longissimus an den Dornfortsätzen des 1.–3. Lenden- und des 11.–12. Brustwirbels.

Ansatz
Mit M. multifidus an den Dornfortsätzen des 3.–9. Brustwirbels.

M. spinalis cervicis

Ursprung Dornfortsätze des 6. Hals- und 1.–2. Brustwirbels.

Ansatz Dornfortsätze des 2.–4. Halswirbels.

Besonderheiten Nicht immer konstant ausgebildet.

M. spinalis capitis

Ursprung
Dornfortsätze der kaudalen Halswirbel und kranialen Brustwirbel.

Ansatz
Mit M. semispinalis capitis zwischen Linea nuchalis superior und inferior.

Besonderheiten Muskel ist inkonstant.

6.2.2 Transversospinales System

6

Innervation
Rr. posteriores der Spinalnerven der jeweiligen Segmente.

M. semispinalis

Verlauf
- Überspringt bei steilem Verlauf 4–6 Wirbel
- fehlt an der LWS.

Funktion
Beidseitige Kontraktion: EXT der betreffenden WS-Abschnitte (Haltefunktion)
Einseitige Kontraktion: Rotation zur Gegenseite, Lateralflexion.

M. semispinalis thoracis

Ursprung Querfortsätze 6.–12. Brustwirbel

Ansatz Dornfortsätze 6. Halswirbel – 6. Brustwirbel

Funktion

Beidseitige Kontraktion: EXT der BWS.
Einseitige Kontraktion: Rotation der BWS zur Gegenseite.

Besonderheiten

Geht ohne Grenze in den M. semispinalis cervicis über.

M. semispinalis cervicis

Ursprung

Querfortsätze des 1.–5. Brustwirbels (u.U. auch des 7. Halswirbels).

Ansatz Dornfortsätze des 2.–5. Halswirbels.

Funktion

Beidseitige Kontraktion: EXT der HWS.

Einseitige Kontraktion:

- Lateralflexion
- Rotation zur Gegenseite.

M. semispinalis capitis

Alte Bezeichnung: M. transverso-occipitalis.

Ursprung

Querfortsätze und laterale Flächen der Proc. articulares des 3.–7. Halswirbels und des 1.–6. Brustwirbels.

Ansatz

Zwischen Linea nuchalis superior und Linea nuchalis inferior.

Funktion

Beidseitige Kontraktion: EXT des Kopfes.

Einseitige Kontraktion:

- Lateralflexion
- Rotation des Kopfes zur Gegenseite.

Besonderheiten

- Ein bis zwei Sehnenspiegel
- Sehnen vereinigen sich zu einer kräftigen vertikalen Muskelplatte, die oft vertikal gespalten ist
- als rundlicher Strang neben der Mittellinie des Nackens bes. bei FLEX des Kopfes zu erkennen
- bei Schiefhals (Torticollis) auf der Gegenseite verkürzt.

M. multifidus

Ursprung

- Facies dorsalis des Os sacrum
- Querfortsätze aller Lenden-, Brust- und der kaudalen Halswirbel.

Ansatz

Dornfortsätze aller Lenden-, Brust- und Halswirbel (bis Axis).

Verlauf

- Schräg von kaudolateral nach mediokranial
- tiefe Faserbündel überspringen 1–3 Wirbel
- oberflächliche Faserbündel überspringen 3–5 Wirbel.

Im Lendenbereich am stärksten ausgebildet.

Funktion

Beidseitige Kontraktion: EXT, Stabilisierung der Bewegungssegmente

Einseitige Kontraktion:

- Lateralflexion
- Rotation zur Gegenseite.

Mm. rotatores

Ansatz

Wurzel des Dornfortsatzes des nächsten bzw. übernächsten kranial gelegenen Wirbels.

Verlauf

- **Mm. rotatores longi:** schräg von kaudolateral nach kraniomedial, überspringen einen Wirbel, liegen oberflächlich von den Mm. rotatores breves
- **Mm. rotatores breves:** fast transversal eingestellt, verbinden benachbarte Wirbel miteinander, liegen tiefer als Mm. rotatores longi.

Funktion ☞ M. multifidus

Mm. rotatores lumborum

Ursprung Proc. mamillares der Lendenwirbel.

Besonderheiten

Von den tiefsten Fasern der M. multifidus nur schwer zu unterscheiden.

Mm. rotatores thoracis

Ursprung Querfortsätze der Brustwirbel.

Besonderheiten Im Brustbereich am stärksten ausgeprägt.

Mm. rotatores cervicis

Ursprung Querfortsätze der Halswirbel.

6.3 Autochthone Rückenmuskulatur, lateraler Trakt

6.3.1 Sakrospinales System

Innervation
Rr. posteriores der Spinalnerven der jeweiligen Segmente.

M. longissimus

Funktion
Beidseitige Kontraktion:
- EXT der WS
- Senken der Rippen (Ausatemhilfsmuskel).

Einseitige Kontraktion: Lateralflexion.

Besonderheiten
- Wichtiger Gegenspieler der auf den Thorax einwirkenden Schwerkraft in aufrechter Haltung
- größter und längster Muskel der autochthonen Rückenmuskulatur.

M. longissimus thoracis

Ursprung Gemeinsam mit dem M. iliocostalis.
- Os sacrum, Facies dorsalis
- Dornfortsätze des 1.–5. Lendenwirbels
- Querfortsätze der unteren Brustwirbel (akzessorische Zacken).

Ansatz
Mediale Zacken:
- Querfortsätze aller Brustwirbel
- Procc. accessorii der kranialen Lendenwirbel.

6

Laterale Zacken:

- Lendenwirbel, Procc. costales
- 2.–12. Rippe, zwischen Angulus und Tuberculum costae.

Kranial ist der Ansatz eher sehniger, kaudal eher fleischig.

M. longissimus cervicis

Ursprung Querfortsätze des 1.–6. Brustwirbel.

Ansatz
Sehnig an den Tubercula posteriores der Querfortsätzen des 2.–6. Halswirbels.

M. longissimus capitis

Ursprung

- Querfortsätze des 1.–5. Brustwirbels
- Proc. articulares des 7.–4. Halswirbels.

Ansatz
Os temporale, Hinterrand der Procc. mastoidei.

M. iliocostalis

Verlauf
Die einzelnen Abschnitte gehen ohne scharfe Grenzen ineinander über.

M. iliocostalis lumborum

Ursprung Gemeinsam mit dem M. longissimus.

- Os sacrum, Facies dorsalis
- Crista iliaca, Labium externum
- Fascia thoracolumbalis.

Ansatz
Unterkante des Angulus costae der 5.–12. Rippe.
Kranial ist der Ansatz eher sehniger, kaudal eher fleischig.

Funktion
Beidseitige Kontraktion:

- EXT der LWS
- Senken der Rippen (Ausatemhilfsmuskel, ☞ S. 39).

Einseitige Kontraktion: Lateralflexion der LWS.

M. iliocostalis thoracis

Ursprung Oberkante des Angulus costae der 12.–7. Rippe.

Ansatz

Mit dünnen Sehnen an

- Unterkante des Angulus costae der 6.–1. Rippe
- Querfortsatz des 7. Halswirbelkörper.

Funktion

Beidseitige Kontraktion:

- EXT der BWS
- Senken der Rippen (Ausatemhilfsmuskel, ☞ S. 39).

Einseitige Kontraktion: Lateralflexion der BWS.

M. iliocostalis cervicis

Ursprung

Angulus costae der 3.–6. Rippe (u.U. auch 1. und 2. Rippe).

Ansatz

Querfortsätze des 3.–6. Halswirbels, Tubercula posteriores.

Funktion

Beidseitige Kontraktion:

- EXT der HWS
- Bei fixiertem Ansatz Heben der Rippen (Einatemhilfsmuskel, ☞ S. 39).

Einseitige Kontraktion: Lateralflexion der HWS.

6.3.2 Spinotransversales System

Innervation

Rr. posteriores der Spinalnerven der jeweiligen Segmente.

M. splenius

M. splenius cervicis

Ursprung Dornfortsätze des 3.–6. Brustwirbels.

Ansatz

Querfortsätze des 1.–3. Halswirbels, Tubercula posteriores.

Funktion

Beidseitige Kontraktion: EXT der HWS.

Einseitige Kontraktion
- Rotation der HWS zur Gegenseite
- Lateralflexion.

Besonderheiten Größer als der M. splenius cervicis.

M. splenius capitis

Ursprung
- Lig. nuchae ab 3. Halswirbel
- Dornfortsätze des 1.–3. Brustwirbels und des 7. Halswirbels.

Ansatz
- Proc. mastoideus
- Linea nuchalis superior, lateraler Anteil.

Funktion

Beidseitige Kontraktion: EXT des Kopfes.

Einseitige Kontraktion
- Rotation des Kopfes zur Gegenseite
- Lateralflexion des Kopfes.

Besonderheiten Größer als der M. splenius cervicis.

6.3.3 Intertransversales System

Innervation

Rr. posteriores der Spinalnerven der jeweiligen Segmente.

Mm. intertransversarii

Verlauf

Verbinden die Querfortsätze jeweils benachbarter Wirbel.
Im Hals- und Lendenbereich paarig angelegt, die Anteile sind jeweils unterschiedlicher Herkunft.
Dorsaler Herkunft:
- Mm. intertransversarii medialis lumborum
- Mm. intertransversarii posteriores cervicis.

Ventraler Herkunft:
- Mm. intertransversarii lateralis lumborum
- Mm. intertransversarii anteriores cervicis.

Funktion
Beidseitige Kontraktion: EXT
Einseitige Konstraktion: Lateralflexion.

Mm. intertransversarii lumborum

Ursprung
- Mm. intertransversarii medialis lumborum: Procc. mamillares der Lendenwirbel
- Mm. intertransversarii lateralis lumborum: Procc. costales der Lendenwirbel.

Ansatz
- Mm. intertransversarii medialis lumborum: Proc. mamillares und accessorii der jeweils benachbarten Lendenwirbel
- Mm. intertransversarii lateralis lumborum: Procc. costales der jeweils benachbarten Lendenwirbel.

Mm. intertransversarii thoracis

Ursprung Querfortsätze der Brustwirbel.

Ansatz Querfortsätze der jeweils benachbarten Brustwirbel.

Besonderheiten Muskel ist inkonstant.

Mm. intertransversarii anteriores et posteriores cervicis

Ursprung Querfortsätze der Halswirbel, Tubercula posteriores.

Ansatz
Tubercula posteriores der Querfortsätze der jeweils benachbarten Halswirbel.

6.3.4 Mm. levatores costarum

Innervation
- R. posterior n. cervicalis (C8)
- Rr. posteriores der jeweilligen Spinalnerven (Th1–Th12).

Ursprung
Querfortsätze des 7. Halswirbels und des 1.–11. Brustwirbels.

Verlauf
- 12 Muskelpaare auf jeder Seite der hinteren Thoraxwand-
- von kraniomedial nach kaudolateral
- im kaudalen Brustbereich überspringen die Fasern eine Rippe (Mm. levatores costarum longi).

Funktion

- Heben der Rippen
- unterstützt EXT, Lateralflexion und Rotation der WS.

Mm. levatores costarum breves

Ansatz
Jeweils nächste kaudale Rippe, zwischen Tuberculum und Angulus.

Mm. levatores costarum longi

Ansatz Jeweils übernächste kaudale Rippe.

Schwäche der autochthonen Rückenmuskulatur

Beidseitige Schwäche:

- EXT des betroffenen WS-Abschnitts ↓
- Stabilität der betroffenen Bewegungssegmente ↓.

Einseitige Schwäche:

- EXT des betroffenen WS-Abschnitts ↓
- Aktive Lateralflexion des betroffenen WS-Abschnitts zur betroffenen Seite ↓
- Rotation des betroffenen WS-Abschnitts zur Gegenseite ↓.

6.4 Mm. capitis

Die Muskeln zwischen den ersten beiden Halswirbeln und dem Hinterhaupt gehören ebenfalls zu den einzelnen Systemen der autochthonen Rückenmuskeln. Sie dienen im wesentlichen der Feinsteuerung der Bewegungen in den oberen HWS- und Kopfgelenken.

6.4.1 Spinales System

M. rectus capitis posterior major

Innervation N. suboccipitalis (C1)

Ursprung Axis, Dornfortsatz.

Ansatz Os occipitale, Linea nuchalis inferior.

Funktion
Beidseitige Kontraktion: EXT des Kopfes.

Einseitige Kontraktion:
- Lateralflexion des Kopfes
- Rotation des Kopfes zur gleichen Seite.

M. rectus capitis posterior minor

Innervation N. suboccipitalis (C1)

Ursprung Atlas, Tuberculum post.

Ansatz Os occipitale, medial unterhalb der Linea nuchalis inferior.

Funktion
Beidseitige Kontraktion: EXT des Kopfes.
Einseitige Kontraktion: Lateralflexion des Kopfes.

6.4.2 Intertransversales System

M. rectus capitis lateralis

Innervation R. anterior n. cervicalis (C8)

Ursprung Atlas, Massa lateralis.

Ansatz Os occipitale, Proc. jugularis.

Funktion
Beidseitige Kontraktion: Stabilisation des Atlantookzipitalgelenks.

Einseitige Kontraktion:
- Lateralflexion des Kopfes
- unterstützt die Rotation des Kopfes zur gleichen Seite.

M. obliquus capitis superior

Innervation N. suboccipitalis (C1)

Ursprung Atlas, Massa lateralis.

Ansatz Os occipitale, Linea nuchalis inferior.

Funktion
Beidseitige Kontraktion: EXT des Kopfes.
Einseitige Kontraktion: Lateralflexion des Kopfes.

6.4.3 Spinotransversales System

M. obliquus capitis inferior

Innervation N. suboccipitalis (C1)

Ursprung Axis, Dornfortsatz.

Ansatz Atlas, Massa lateralis.

Funktion
Beidseitige Kontraktion: EXT des Kopfes.

Einseitige Kontraktion:
- Lateralflexion
- Rotation des Kopfes zur gleichen Seite.

6.4.4 Prävertebrale autochthone Muskulatur

Innervation
Rr. anteriores der Spinalnerven der jeweiligen Segmente.

M. longus colli

Innervation Rr. anteriores (C2–C6).

Ursprung
- Pars obliqua superior: Querfortsätze des 3.–5. Halswirbels, Tubercula anteriores
- Pars obliqua inferior: Körper des 1.–3. Brustwirbels (variabel)
- Pars recta: Körper des 5.–7. Hals- und 1.–3. Brustwirbels.

Ansatz
- Pars obliqua superior: Tuberculum des Arcus anterius des Atlas
- Pars obliqua inferior: Querfortsätze des 5. und 6. Halswirbels, Tubercula anteriores
- Pars recta: Vorderfläche der Körper des 2.–4. Halswirbels.

Funktion
Beidseitige Kontraktion: FLEX der HWS (schwach).

Einseitige Kontraktion
- Partes obliquae inferiores: Rotation zur Gegenseite
- Partes obliquae superiores und inferiores: Lateralflexion.

M. longus capitis

Innervation Rr. anteriores (C1–C3)

Ursprung
Querfortsätze des 3. – 6. Halswirbels, Tubercula anteriores.

Ansatz Os occipitale, Pars basilaris inferior.

Verlauf
Der Muskel entspringt mit vier Zacken, wird im aufsteigenden Verlauf breiter und dicker und vereinigt sich mit seinem Partner der Gegenseite.

Funktion
Beidseitige Kontraktion: FLEX des Kopfes.
Einseitige Kontraktion: Rotation des Kopfes zur gleichen Seite.

M. rectus capitis anterior

Innervation Rr. anteriores (C1–C2)

Ursprung Atlas, Ventralseite der Massa lateralis.

Ansatz Os occipitale, vor dem Foramen magnum.

Funktion
- FLEX des Kopfes
- Stabilisation des Atlantookzipitalgelenks.

Schwäche der Mm. capitis
- Stabilität der Kopfgelenke ↓
- Feinabstimmung der Kopfbewegungen (z.B. bei Gleichgewichtsreaktionen) ↓.

7

Brustmuskulatur

7.1 Zwischenrippenmuskulatur

7.1.1 Mm. intercostales externi

Innervation Nn. intercostales (Th1–Th12)

Ursprung
1.–11. Rippe, unterer äußerer Rand des Sulcus costae und Tuberculum costarum.

Ansatz
- Oberer Rand der jeweils nächsttieferen Rippe
- Membrana intercostalis externa bis zum Sternum.

Verlauf Schräg von kraniolateral nach kaudomedial.

Funktion
- Abdichten und Verspannen der Interkostalräume
- Inspirationshilfe durch Anheben der Rippen (☞ S. 39; 135)
- Stabilisation des Brustkorbes.

Bei einseitiger Kontraktion: Rotation der BWS zur Gegenseite.

Schwäche Einatmung ↓.

7.1.2 Mm. intercostales interni

Innervation Nn. intercostales (Th1–Th11)

Ursprung 1.–11. Rippe, Innenfläche und Rippenknorpel.

Ansatz 2.–12. Rippe, Oberrand der jeweils nächsttieferen Rippe.

Verlauf Von kaudolateral nach kraniomedial.

7

Funktion
- Abdichten und Verspannen der Interkostalräume
- Inspirationshilfe durch Anheben der Rippen (☞ S. 39; 135)
- Stabilisation des Brustkorbes.

Schwäche ☞ Mm. intercostales externi.

7.1.3 Mm. intercostales intimi

Innervation Nn. intercostales (Th1–Th11)

Ursprung
In den untersten Interkostalräumen von der Mulde der obenliegenden Rippe.

Ansatz
In den unteren Interkostalräumen am oberen Rand der darunterliegenden Rippe.

Verlauf Von kaudolateral nach kraniomedial.

Funktion ☞ Mm. intercostales interni

Besonderheiten
- Durch Interkostalgefäße bedingte, innen gelegene Abspaltung der Mm. intercostales interni
- die Muskeln sind in den oberen 5–6 Interkostalräumen nicht immer vorhanden.

7.1.4 Mm. subcostales

Innervation Nn. intercostales (Th1–Th11)

Ursprung
Sehnig am inneren Oberrand der kaudalen Rippe zwischen Tuberculum und Angulus costae.

Ansatz Innenfläche der 2–3 Rippe kaudal vom Ursprung.

Verlauf ☞ Mm. intercostales interni

Funktion ☞ Mm. intercostales interni

Schädigung ☞ Mm. intercostales interni

Besonderheiten Muskel ist inkonstant.

7.2 Weitere Thoraxmuskulatur

7.2.1 M. transversus thoracis

Innervation Nn. intercostales (Th2–Th6)

Ursprung
- Sternum, dorsal am Proc. xiphoideus und angrenzende kaudale Fläche des Corpus sterni
- 3.–6. Rippe, Innenfläche der Rippenknorpel.

Ansatz
Mit einzelnen Zacken am Unterrand des 2.–6. Rippenknorpels.

Verlauf
- Kaudale Fasern: fast horizontal, verbinden sich mit dem M. transversus abdominis
- kraniale Fasern: fast vertikal.

Funktion
- Verspannen der Thoraxwand
- ziehen Rippenbögen nach kaudal (Ausatemhilfsmuskel, ☞ S. 39).

Schädigung ☞ Mm. intercostales interni

Besonderheiten Muskel ist inkonstant, Ansatzstellen variieren.

7.2.2 Zwerchfell (Diaphragma)

Innervation N. phrenicus (Plexus cervicalis, C4/C3–C5)

Ansatz
Alle Teile vereinigen sich im Centrum tendineum:
- keine knöchernen Verbindungen
- besteht aus drei Teilen, die wegen ihrer Kleeblattform als Blätter bezeichnet werden.

Verlauf
Durchgehende Muskelplatte, die den Muskel zu großer Kraftentwicklung befähigt.

Funktion
- Atemmuskel: wirkt inspiratorisch durch Vergrößern des Brustraumes (☞ S. 39; 135)
- unterstützt die Bauchpresse durch Verkleinern des Bauchraumes.

Atmung

Einatmung:
- Centrum tendineum wird bei Kontraktion nach kaudoventral gezogen: vertikale Vergrößerung des Thorax, die Bauchorgane werden nach kaudal gepreßt
- gleichzeitig interkostale Muskelaktivität, die Rippen, Sternum und Wirbel anhebt und somit zu einer Vergrößerung des sagittotransversalen und frontotransversalen Thoraxdurchmessers führt
- Verringerung des intrathorakalen Drucks durch Vergrößerung des Brustraums läßt Luft in die Lungen strömen.

Ausatmung:
- Anheben der Zwerchfellkuppel durch passive Entspannung
- Abnahme des Brustkorbvolumens und intrathorakaler Druckanstieg.

Schädigung
- Lähmung: Hochstand der gelähmten Hälfte des Muskels, Einatmung behindert
- Krampf (Singultus, Schluckauf): unwillkürliche krampfhafte Muskelzuckungen mit typischen Einatemgeräusch
- Zwerchfellhernie: Verlagerung von Baucheingeweiden in den Brustraum z.B. durch die Durchtrittsstellen der Speiseröhre (Hiatus ösophageus) oder durch bindegewebige Schwachstellen im Muskel.

Pars sternalis

Ursprung Innenfläche des Proc. xiphoideus.

Pars costalis

Ursprung
Innenfläche der 7.–12. Rippe und Rippenknorpel.

Pars lumbalis

Ursprung

- **Crus dextrum, pars mediale:** sehnig von der Ventralfläche des 4.–1. Lendenwirbels und von den Disci intervertebrales
- **Crus sinistrum, pars mediale:** sehnig von der Ventralfläche des 3.–1. Lendenwirbels und von den Disci intervertebrales
- **Crus dextrum et sinistrum, pars laterale:**
  - Lig. arcuatum mediale („Psoasarkade"), von der Seitenfläche des 1. oder 2. Lendenwirbels bis zur Spitze des Proc. costalis
  - Lig. arcuatum laterale („Quadratusarkade"), vom Proc. costalis bis zur Spitze der 12. Rippe.

7.2.3 M. sternalis

Innervation

- Rami anteriores nn. thoracici
- selten Nn. intercostales.

Verlauf Auf dem Sternum von kranial nach kaudal.

Funktion

Ursprüngliche Hautmuskulatur, ist noch bei Säugetieren vorhanden.

Besonderheiten Sehr selten angelegt (4%).

8

Bauch- und Beckenmuskulatur

8.1 Bauchmuskulatur

8.1.1 M. rectus abdominis

Innervation Nn. intercostales (Th5–Th12).

Ursprung

- Außenfläche der Knorpel der 5.–7. Rippe und des Proc. xiphoideus
- Ligg. costoxiphoidea.

Ansatz

Kranialer Rand des Schambeins zwischen Tuberculum pubicum und Symphyse.

Verlauf

- Senkrecht nach kaudal
- die Muskelstränge verlaufen in einer Faszienhülle („Rektusscheide")
- beide Muskelstränge sind durch Faszie fest verbunden, zwischen dem rechten und dem linken M. rectus abdominis liegt die sog. Linea alba.

Funktion

- Beugt den Rumpf nach ventral (zieht den Thorax gegen das Becken bzw. extendiert das Becken in den Hüftgelenken)
- unterstützt die Bauchpresse (Ausatemhilfsmuskel, ☞ S. 39)
- Antagonist der langen Rückenmuskeln.

Schwäche

- Aufrichten des Oberkörpers aus Rückenlage ↓
- Husten und Pressen durch mangelnden Druckaufbau (Bauchpresse) ↓.

Besonderheiten

- Bei der Bauchpresse kann sich an Schwachstellen der Bauchwand eine Bruchpforte („Nabelbruch") bilden
- bei starker Dehnung (Schwangerschaft) können die Muskelstränge durch Nachgeben der Linea alba auseinanderweichen („Rektusdiastase").

8.1.2 M. obliquus externus abdominis

Innervation

- Nn. intercostales (Th5–Th12)
- N. iliohypogastricus (L1)
- N. ilioinguinalis (L1).

Ursprung

Mit 7 – 8 fleischigen Zacken von der Außenfläche der 5./6.–12. Rippe.

Ansatz

- Crista iliaca, Labium externum, fleischiger Ansatz
- Lig. inguinale, breitsehniger Ansatz
- vorderes Blatt der Rektusscheide.

Verlauf

- Von kraniolateral nach kaudomedial
- die obersten Ursprungszacken verzahnen sich mit denen des M. serratus anterior.

Funktion

Beidseitige Kontraktion:

- Bauchpresse
- beugt den Rumpfes nach ventral
- extendiert das Becken in den Hüftgelenken.

Einseitige Kontraktion:

- Lateralflexion der LWS
- Rotation des Thorax zur entgegengesetzten Seite.

Schwäche

- Husten und Pressen durch abgeschwächte Bauchpresse ↓
- bei gleichzeitigem Ausfall beider Mm. obliqui abdominis Drehung des Thorax und Lateralflexion des Rumpfes zur Seite ↓.

8.1.3 M. obliquus internus abdominis

Innervation

- Nn. intercostales (Th7–Th12)
- N. iliohypogastricus (L1)
- N. ilioinguinalis (L1).

Ursprung

- Labium intermedia der Crista iliaca
- Fascia thoracolumbalis
- laterale Zweidrittel des Lig. inguinale.

Ansatz

- kaudale Ränder der 9.–12. Rippe, fleischiger Ansatz
- Linea alba, sehniger Ansatz.

Verlauf

- Von kaudolateral nach kraniomedial
- kreuzen fast rechtwinklig die Fasern des M. obliquus externus abdominis
- die hintersten Fasern gehen am Absatz ohne scharfe Grenze in die innere Interkostalmuskulatur über.

Funktion

Beidseitige Kontraktion:

- Bauchpresse
- beugt den Rumpfes nach ventral
- extendiert das Becken in den Hüftgelenken.

Einseitige Kontraktion

- Lateralflexion der LWS
- Rotation des Thorax zur gleichen Seite, unterstützt den M. obliquus externus abdominis der entgegengesetzten Seite.

Schwäche ☞ M. obliquus externus abdominis

Besonderheiten

Die Ansatzsehne beteiligt sich an der Bildung der Rektusscheide.

8.1.4 M. transversus abdominis

Innervation
- Nn. intercostales (Th7–Th12)
- N. iliohypogastricus (L1)
- N. ilioinguinalis (L1)
- N. genitofemoralis (L1–L2).

Ursprung
- Innenfläche der 7.–12. Rippe und des Rippenknorpels, fleischiger Ursprung
- Querfortsätze der Lendenwirbel, über Fascia thoracolumbalis
- Labium internum der Crista iliaca
- laterales Drittel des Lig. inguinale, fleischiger Ursprung.

Ansatz
Geht kranial der Linea arcuata in das hintere Blatt und kaudal in das vordere Blatt der Vagina musculi recti abdominis (Rektusscheide) über.

Verlauf
- Horizontal von dorsal nach ventral
- die mittleren Fasern sind am längsten.

Funktion
Hält die Linea alba bei Kontraktion der anderen Bauchmuskeln in ihrer Lage.

Kraniale Fasern: verkleinern den epigastrischen Winkel (Ausatemhilfsmuskel, ☞ S. 39).

Mittlere und kaudale Fasern:
- Spannen die Bauchwand und schnüren sie ein (Constrictor abdominis)
- Bauchpresse.

Schwäche
Husten und Pressen durch abgeschwächte Bauchpresse ↓.

8.1.5 M. pyramidalis

Innervation Nn. intercostales (Th11–Th12)

Ursprung
Kranialer Rand des Schambeins zwischen Tuberculum pubicum und Symphyse, ventral vom Ansatz des M. rectus abdominis.

Ansatz Linea alba, kranial der Symphyse.

Verlauf Senkrecht von kaudal nach kranial.

Funktion Spannt die Linea alba.

Besonderheiten Größe des dreieckigen Muskels ist sehr variabel

8.1.6 M. cremaster

Innervation N. genitofemoralis (R. genitalis, L1–L2)

Ursprung
Geht aus den kaudalen Fasern des M. obliquus internus abdominis und des M. transversus abdominis hervor.

Ansatz Zieht mit dem Samenstrang zum Hoden.

Funktion Zieht den Hoden mit seinen Hüllen nach kranial.

Besonderheiten
- Muskel ist für gewöhnlich nicht willkürlich
- Stimulation der Haut auf der Oberschenkelinnenseite löst einen Reflex aus (Cremasterreflex)
- bei Frauen nur rudimentär vorhanden.

8.1.7 M. quadratus lumborum

Innervation
- N. intercostalis (Th12)
- Plexus lumbalis (L1–L3).

Ursprung
- Labium internum der Crista iliaca
- Lig. iliolumbale.

Ansatz
- 12. Rippe, Unterrand im medialen Anteil
- Proc. costales des 1.–4. Lendenwirbels.

Verlauf
- Lateral des M. psoas,
- verspannt den Raum zwischen 12. Rippe und Crista iliaca seitlich der LWS
- liegt in der Tiefe unter der Rückenmuskulatur.

Funktion
Beidseitige Kontraktion:
- Zieht 12. Rippe nach kaudal (Ausatemhilfsmuskel, ☞ S. 39)
- versteift die hintere Bauchwand
- stabilisiert die LWS.

Bei einseitiger Kontraktion:
- Lateralflexion der LWS
- zieht im Einbeinstand das Becken auf der Spielbeinseite hoch.

Schwäche
- Stabilisation der LWS ↓
- Absinken des Beckens auf der Spielbeinseite im Stand.

8.2 Beckenboden

8.2.1 Diaphragma pelvis

Innerste, trichterförmige Verschlußschicht des kleinen Beckens, kaudaler Abschluß der Bauchhöhle.

Funktion
- Unterstützung der Beckenorgane
- wirkt plötzlichen Steigerungen des abdominalen Druckes entgegen, wie bei forcierter Ausatmung oder beim Husten.

8

Schwäche

Schwäche des Diaphragma urogenitale (z.B. nach mehreren Geburten):

- Tiefertreten und Prolabieren der vorderen Scheidenwand (Descensus vaginae anterior) und der Harnblase
- Harninkontinenz.

M. levator ani

Innervation Plexus sacralis (R. musculares, S3–S4)

Ursprung

Sehenblatt entlang einer sehnigen Verdickung des M. obturator internus, die von der dorsalen Fläche des Os pubis bis zur Spina ischiadica verläuft (Arcus tendineus musculi levatoris ani).

Ansatz

- Os sacrum
- Os coccygis
- strahlt in den M. sphincter ani externus ein.

Verlauf

- Muskelfasern vereinigen sich hinter dem Rektum mit denen der Gegenseite zur Levatorschlinge
- medialer freier Rand der Schlinge bildet das Levatortor (Durchtrittsstelle für Urethra und Rektum, bei Frauen auch Vagina)
- einige (prärektale) Fasern vereinigen sich bei Frauen im Raum zwischen Vagina und Rektum (Spatium rectovaginale).

Drei Anteile werden unterschieden:

- **M. pubococcygeus:** kranialer Anteil des medialen Teils, mit Faserzügen von ventral nach dorsal, zur Prostata (M. levator prostatae) bzw. zur Vagina (M. pubovaginalis), zum Centrum tendineum perinei (Damm) und zum Os coccygis
- **M. puborectalis:** kaudaler Anteil des medialen Teils
- **M. iliococcygeus:** lateraler Anteil, Fasern verlaufen von ventrolateral nach dorsomedial, treffen sich mit denen der Gegenseite im Lig. anococcygeum.

Funktion

- Unterstüzt Organe des kleinen Beckens
- Konstriktion des Rektums und der Vagina, unterstützt den M. Sphincter ani externus
- Anteil des Geburtskanals.

M. coccygeus

Innervation N. pudendus (S3–S4)

Ursprung Spina ischiadica.

Ansatz

- Os sacrum, Seitenfläche der kaudalen Segmente
- Os coccygis.

Funktion

☞ M. levator ani

Verstärkt den Beckenboden.

M. sphincter ani externus

Innervation N. pudendus (S2–S3)

Ursprung

- Os coccygis, über Lig. anococcgeum
- Haut, die den Anus umgibt.

Ansatz

Centrum tendineum perinei (Damm), verschmilzt teilweise mit Muskeln des Umfeldes.

Verlauf

Umschließt den gesamten Analkanal.
Drei Anteile:

- **Pars subcutanea:** umschließt den unteren Analkanal, Fasern verlaufen horizontal unterhalb der Haut an der Analöffnung
- **Pars superficialis:** einziger Teil mit knöcherner Befestigung (letztes Segment des Os coccygis)
- **Pars profunda:** umgibt in einem dicken Muskelband den oberen, inneren Sphinkter, einige Fasern verschmelzen mit dem Pars puborectalis des M. levator ani und mit der Faszie.

Funktion Schließmuskel des Anus.

Schwäche Stuhlinkontinenz.

Besonderheiten
- Muskel ist ständig kontrahiert, entspannt sich nur zur Defäkation
- keine Antagonisten
- kann willkürlich kontrahiert werden, um bei steigendem abdominalen Druck (z.B. Husten) den Darmausgang fester zu verschließen.

8.2.2 Diaphragma urogenitale

Äußere Verschlußschicht des Beckenausgangs.

Verlauf
- Dreieckige, horizontale muskulös-sehnige Platte
- ca. 1 cm dick.

Funktion
Verschließt nach kaudal das Levatortor des Diaphragma pelvis (☞ 8.2.1), verhindert das Austreten von Eingeweiden

Schwäche ☞ Diaphragma pelvis, 8.2.1

Spatium perinei profundum

Innervation N. pudendus (S2–S4)

M. transversus perinei profundus

Ursprung Ramus inferior ossis pubis.

Ansatz Ramus inferior ossis pubis der Gegenseite.

Verlauf
Trapezförmige tragende Muskelplatte im Schambogen, mit Durchtrittsstellen für Harnröhre und (bei Frauen) Vagina.

M. sphincter urethrae (m) bzw. urethrovaginalis (w)

Ursprung Faserzüge aus M. transversus perinei profundus.

Ansatz
Vereinigt sich hinter der Harnröhre mit dem Muskel der Gegenseite.

Verlauf
- Beim Mann: umschließt die Pars membranacea der Urethra, einige Faserzüge führen weiter in die Prostata
- bei der Frau: umschließt die Urethra und die Vagina, einige Faserzüge führen weiter in die Muskelwand der Vagina.

Funktion

- Verschließt die Urethra (Kontinenzerhaltung)
- beim Mann Verschluß der Harnröhre bei Ejakulation.

M. compressor urethrae

Ursprung Ramus ossis ischii.

Ansatz Vereinigt sich mit Muskel der Gegenseite.

Verlauf

Zieht distal des M. sphincter urethrovaginalis um Blasenhals und Vagina.

Funktion

- Verschließt die Urethra (Erhaltung der Harnkontinenz)
- Anteil der Muskelwand der Vagina.

Spatium perinei superficiale

M. transversus perinei superficialis

Ursprung Abspaltung des M. transversus perinei profundus.

Ansatz Strahlt in das Centrum tendineum perinei (Damm) ein.

Verlauf ☞ M. transversus perinei profundus

Funktion ☞ M. transversus perinei profundus

Besonderheiten Muskel ist inkonstant.

M. ischiocavernosus

Ursprung Ramus ossis ischii.

Ansatz

Tunica albuginea der Schwellkörper des Penis bzw. der Klitoris.

Verlauf Auf dem Schwellkörpern von Penis bzw. Klitoris.

Funktion

- Befestigt die Schwellkörper am Becken und am Diaphragma urogenitale
- komprimiert die Schwellkörper, verzögert den Rückstrom des venösen Blutes (unterstützt die Erektion von Penis und Klitoris).

M. bulbospongiosus (bulbocavernosus)

Ursprung

- Centrum tendineum perinei (Damm)
- beim Mann: Raphe penis (Hautnaht auf der Penisunterseite) auf dem Schwellkörper.

Ansatz

- Fascia diaphragmatis pelvis inferior
- beim Mann: Penisrücken und -seitenflächen
- bei der Frau: umgreift Schwellkörper an der Basis der kleinen Schamlippen (Bulbus vestibuli).

Funktion

- Befestigt Bulbus penis beim Mann bzw. Bulbus vestibuli bei der Frau am Diaphragma urogenitale
- Mitwirkung bei der Ejakulation.

9

Muskulatur des Kopfes

9.1 Kaumuskulatur

9.1.1 M. masseter

Innervation N. massetericus (N. mandibularis, V_3)

Ursprung

- **Pars superficialis:** Os zygomaticus, unterer Rand des Arcus
- **Pars profunda:** Os zygomaticus, dorsaler Anteil des unteren Randes und der Innenfläche des Arcus.

Ansatz

Ramus mandibulae, laterale Fläche, von der Incisura zum Angulus (Tuberositas masseterica).

Funktion Schließen des Mundes im Kiefergelenk.

Schwäche Kieferschluß („Zubeißen") ↓.

Verkürzung Mund läßt sich nicht vollständig öffnen.

9.1.2 M. temporalis

Innervation Nn. temporales profundi (N. mandibularis, V_3)

Ursprung

- Os temporale, Facies temporalis der Pars squamosa
- Fascia temporalis, tiefes Blatt.

Ansatz

Mandibula, Proc. coronoideus, von der Spitze und medialen Fläche bis zur Basis.

Funktion

- Schließen des Mundes im Kiefergelenk
- Dorsalverschiebung (Retrusion) des Unterkiefers.

Schädigung ☞ M. masseter

9.1.3 M. pterygoideus medialis

Innervation N. pterygoideus medialis (N. mandibularis, V_3)

Ursprung
- Os sphenoidale, Fossa pterygoidea und Lamina lateralis des Proc. pterygoideus
- Os palatinum, Proc. pyramidalis.

Ansatz
Mandibula, Tuberositas pterygoidea, mediale Fläche des Angulus.

Funktion
Beidseitige Kontraktion:
- Schließen des Mundes im Kiefergelenk
- Ventralverschiebung (Protrusion) des Unterkiefers.

Einseitige Kontraktion: seitliche Bewegungen der Kiefer gegeneinander (Mahlbewegung).

Schädigung ☞ M. masseter

9.1.4 M. pterygoideus lateralis

Innervation N. pterygoideus lateralis (N. mandibularis, V_3)

Ursprung Pars superior:
- Os sphenoidale, Seitenfläche der Lamina lateralis des Proc. pterygoideus
- Maxilla, Tuber.

Pars inferior: Os sphenoidale, Facies temporalis der Ala major.

Ansatz
- Mandibula, Proc. condylaris
- Discus articularis des Kiefergelenks.

Funktion
Beidseitige Kontraktion
- Schließen des Mundes im Kiefergelenk
- Ventralverschiebung (Protrusion) des Unterkiefers

Einseitige Kontraktion: seitliche Bewegungen des Unterkiefers (Mahlbewegung).

Schädigung
Protrusion und Kaubewegung ↓.
Anteile wirken auch als Mundöffner.

Besonderheiten
Zieht den Processus condylaris mandibulare und den Diskus des Kiefergelenks nach ventral, während das Caput mandibulae auf dem Diskus rotiert und unterstützt so die Mundöffnung.

9.2 Mimische Muskulatur

9.2.1 M. levator labii superioris alaeque nasi

Innervation N. facialis (VII)

Ursprung
Maxilla, Proc. frontalis (geht aus der Muskelmasse des M. orbicularis oculi hervor).

Ansatz
- Nasenflügel
- strahlt in die Haut der Oberlippe ein.

Funktion
Zieht die Oberlippe hoch, hebt den seitlichen Nasenflügel.

Schwäche Zeigen der oberen Zahnreihe ↓.

9.2.2 M. levator labii superioris

Innervation N. facialis (VII)

Ursprung
Maxilla, Margo infraorbitalis (geht aus der Muskelmasse des M. orbicularis oculi hervor).

Ansatz Oberlippe.

Funktion Hebt die Oberlippe.

Schädigung ☞ M. levator labii superioris alaeque nasi

9.2.3 M. zygomaticus minor

Innervation N. facialis (VII)

Ursprung
Os zygomaticum, Facies lateralis (geht aus der Muskelmasse des M. orbicularis oculi hervor).

Ansatz Nasolabialfalte bis Mundwinkel.

Funktion Hebt die Oberlippe.

Schädigung ☞ M. levator labii superioris alaeque nasi

9.2.4 M. zygomaticus major

Innervation N. facialis (VII)

Ursprung Os zygomaticum, Facies lateralis.

Ansatz Mundwinkel.

Verlauf Von kraniolateral über die Wange nach kaudomedial.

Funktion Zieht die Mundwinkel nach kranial und lateral.

Schwäche Lächeln mit geschlossenem Mund ↓.

9.2.5 M. risorius

Innervation N. facialis (VII)

Ursprung Fascia masseterica.

Ansatz Haut des Mundwinkels.

Funktion
Zieht bei geschlossenem Mund die Mundwinkel auseinander.

Schädigung ☞ M. zygomaticus major

Besonderheiten
Muskel ist meist Anteil des Platysma oder des M. depressor anguli oris.

9.2.6 M. depressor anguli oris

Innervation N. facialis (VII)

Ursprung Mandibula, unterer Rand.

Ansatz
- Mundwinkel
- Unterlippe.

Funktion Senkt den Mundwinkel.

9.2.7 M. levator anguli oris

Innervation N. facialis (VII)

Ursprung Maxilla, Fossa canina.

Ansatz
- Oberlippe
- Mundwinkel.

Funktion
Bewegung des Mundwinkels nach oben, dabei vertieft sich die Nasolabialfalte.

9.2.8 M. depressor labii inferioris

Innervation N. facialis (VII)

Ursprung
- Zum Teil Fortsetzung des Platysmas
- Mandibula, unterhalb des Foramen mentale.

Ansatz Strahlt in die Haut der Unterlippe ein.

Funktion Senkt Unterlippe und Mundwinkel.

Schädigung Zeigen der unteren Zahnreihe ↓.

9.2.9 M. orbicularis oris

Innervation N. facialis (VII)

Ursprung
- Pars marginalis: Oberlippe
- Pars labialis: Unterlippe.

Ansatz Mundspalte.

Verlauf
Sphinkterartig ringförmig um den Mund, bildet das Lippenfleisch.

Funktion
Verschließt den Mund, zieht die Lippen zusammen (z.B. beim Pfeifen).

Schwäche Spitzen der Lippen ↓.

9.2.10 M. mentalis

Innervation N. facialis (VII)

Ursprung Unterer lateraler Schneidezahn, Jugum alveolare.

Ansatz Strahlt in die Kinnhaut ein.

Funktion
Zieht die Kinnhaut mit Unterlippe nach oben („Schmollmund").

9.2.11 M. transversus menti

Innervation N. facialis (VII)

Ursprung Unterkiefer, vorne und seitlich.

Ansatz Mundwinkel.

Funktion Zieht die Mundwinkel nach unten medial.

9.2.12 M. buccinator

Innervation N. facialis (VII)

Ursprung
- Corpus mandibulae
- Maxilla, hinteres Ende des Proc. alveolaris
- Fascia buccopharyngea.

Ansatz Mundwinkel, setzt sich z.T. in den M. orbicularis oris fort.

Funktion
- Verengt den Vorhof der Mundhöhle
- preßt Luft aus (z.B. beim Trompetespielen)
- wichtig beim Kauen.

Schwäche
Pressen der Wangen an die Zähne bei gleichzeitigem Auseinanderziehen der Mundwinkel (z.B. beim Anblasen einer Posaune) ↓.

9.2.13 Platysma

Innervation R. colli n. facialis (N. facialis, VII)

Ursprung Oberhalb des Unterkieferrandes in der Gesichtshaut.

Ansatz
- Fascia pectoralis
- strahlt in die Brusthaut bis zur 2. Rippe ein.

Verlauf
- Großflächig am ventralen Hals auf der oberflächlichen Faszie
- strahlt am kranialen Rand in die mimische Muskulatur ein.

Funktion
- Spannt die Haut des Halses
- zieht Mundwinkel nach kaudal
- unterstützt das Öffnen des Mundes.

9.3 Muskulatur des Schädeldachs

9.3.1 M. occipitofrontalis: Venter frontalis

Innervation N. facialis (VII)

Ursprung
Haut der Augenbrauengegend und der Glabella.
Keine knöchernen Verbindungen.

Ansatz
Vorderer Rand der Galea aponeurotica (straffe Sehnenplatte auf dem Schädeldach zwischen Venter fontalis und Venter occipitalis).

Funktion
Ausdruck der Überraschung oder des Erschreckens:
- Bewegung der Kopfhaut nach vorne („Stirn in Falten legen")
- Hochziehen der Augenbrauen.

Schädigung Hochziehen der Augenbrauen und Stirnrunzeln ↓.

9.3.2 M. occipitofrontalis: Venter occipitalis

Innervation N. facialis (VII)

Ursprung Os occipitale, Linea nuchalis suprema.

Ansatz
Hinterer Rand der Galea aponeurotica (☞ M. occipitofrontalis: Venter frontalis).

Funktion Bewegung der Kopfhaut nach hinten, glättet Stirnfalten.

9.3.3 M. temporoparietalis

Innervation N. facialis (VII)

Ursprung Fascia temporalis, Lamina superficialis.

Ansatz
Haut und Temporalfaszie oberhalb und vor der Ohrmuschel.

Funktion Bewegung der Kopfhaut nach lateral.

9.4 Nasenmuskulatur

9.4.1 M. nasalis

Innervation N. facialis (VII)

Pars transversa

Ursprung Maxilla, Fläche über der Eckzahnwurzel.

Ansatz Sehnenplatte auf dem Nasenrücken.

Funktion
- Bewegung der Nasenflügel zueinander
- Engstellen der Nasenlöcher.

Pars alaris

Ursprung Maxilla, Fläche über dem lateralen Schneidezahn.

Ansatz Ränder der Nasenlöcher.

Funktion

- Bewegung der Nasenflügel auseinander
- Weitstellen der Nasenlöcher.

Schwäche

Weiten der Nasenlöcher (z.B. bei vertiefter Einatmung) ↓.

9.4.2 M. depressor septi

Innervation N. facialis (VII)

Ursprung Maxilla, Fläche über dem medialen Schneidezahn.

Ansatz Knorpeliger Anteil des Nasenseptums.

Funktion

Bewegung des Nasenseptums nach kaudal („Nase langmachen").

9.4.3 M. procerus

Innervation N. facialis (VII)

Ursprung Knöcherner Anteil des Nasenrückens.

Ansatz Glabella.

Funktion

„Naserümpfen", so daß quere Falten über der Nasenwurzel entstehen.

9.5 Muskeln der Lidspalte und Augenbraue

9.5.1 M. orbicularis oculi

Innervation N. facialis (VII)

Schwäche
- Schwäche des Pars orbitalis: fester Lidschluß ↓
- Schwäche auch des Pars palpebralis: leichter Lidschluß, Lidschlag und Tränenfluß ↓ (Gefahr der Austrocknung und Infektion der Hornhaut).

Pars orbitalis

Ursprung
- Maxilla, Proc. frontalis, Crista lacrimalis anterior
- Os frontalis, Pars nasale (medialer Augenwinkel)
- Lig. palpebrale medialis.

Ansatz
- Umgibt wie ein Brillenrand die Augenöffnung, inseriert wieder am medialen Augenwinkel
- strahlt in die umgebende Haut ein
- ein Teil der Fasern strahlt in die Haut der Augenbraue ein.

Funktion
- Fester Lidschluß („Zusammenkneifen“)
- zieht die Haut gegen den medialen Augenwinkel zusammen
- erzeugt radiale Augenfalten, sog. „Krähenfüße“ im lateralen Augenwinkel
- zieht die Augenbraue herab.

Pars palpebralis

Ursprung Lig. palpebrale mediale.

Ansatz Os frontalis, Pars nasale (medialer Augenwinkel).

Verlauf
- Liegt den Augenlidern auf
- im lateralen Augenwinkel durch bindegewebige Raphe palpebralis lateralis teilweise unterbrochen.

Funktion
- Leichter Lidschluß
- bewirkt allein den Lidschlag.

Schädigung Herunterhängen des Lides (Ptosis).

Pars lacrimalis

Ursprung Crista lacrimalis posterior (Anteil der Pars palpebralis).

Ansatz Umschließt Tränensack und Tränenröhrchen.

Funktion Kompression des Tränensackes.

9.5.2 M. depressor supercilii

Innervation N. facialis (VII)

Ursprung Os frontale, Pars nasalis.

Ansatz Strahlt in die Haut der Augenbraue ein.

Funktion Senkt die Augenbraue am nasalen Anteil.

9.5.3 M. corrugator supercilii

Innervation N. facialis (VII)

Ursprung Os frontale, Pars nasalis, dicht oberhalb der Nasenwurzel.

Ansatz Strahlt in die Haut der Augenbraue ein.

Funktion
- Zieht den nasalen Anteil der Augenbraue nach kaudomedial
- erzeugt senkrechte Falten auf der Glabella.

Schwäche Zusammenziehen der Augenbrauen ↓.

9.6 Augenmuskulatur

9.6.1 M. levator palpebrae superior

Innervation N. occulomotorius (III)

Ursprung
Anulus tendineus communis (Sehnenring) am Canalis opticus der Augenhöhle.

Ansatz Strahlt in das Oberlid ein.

Funktion Heben des Oberlids und Öffnen der Lidspalte.

Schwäche
- Hochziehen des Oberlids ↓
- Herabhängen des Oberlides (Ptosis).

9.6.2 M. rectus superior

Innervation N. occulomotorius (III)

Ursprung
Anulus tendineus communis (Sehnenring) am Canalis opticus der Augenhöhle.

Ansatz Am kranialen Anteil des Augapfels nahe der Konjuktiva.

Verlauf Zieht schräg über den Augapfel hinweg.

Funktion
- Rotiert den Augapfel nach kranial (Heben der Blicklinie)
- rollt den Augapfel einwärts.

Funktionelle Gruppe
Muskulatur zur Bewegung des Augapfels (☞ S. 164).

Schädigung
- Blick des betroffenen Augesnach kranial ↓
- ist der M. obliquus inferior nicht mitbetroffen, so kann das Auge noch nach kranial-lateral ausweichen
- sind beide Muskeln ausgefallen, ist ein Blick nach kranial nicht möglich.

9.6.3 M. rectus inferior

Innervation N. occulomotorius (III)

Ursprung
Anulus tendineus communis (Sehnenring) am Canalis opticus der Augenhöhle.

Ansatz Am kaudalen Anteil des Augapfels nahe der Konjuktiva.

Funktion Rotiert den Augapfel nach kaudal (Senken der Blicklinie).

Funktionelle Gruppe
Muskulatur zur Bewegung des Augapfels (☞ S. 164).

Schädigung
- Blick des betroffenen Auges nach kaudal ↓
- ist der M. obliquus superior nicht mitbetroffen, so kann das Auge noch nach kaudal-lateral ausweichen
- sind beide Muskeln ausgefallen, ist ein Blick nach kaudal nicht möglich.

9.6.4 M. rectus medialis

Innervation N. occulomotorius (III)

Ursprung
Anulus tendineus communis (Sehnenring) am Canalis opticus der Augenhöhle.

Ansatz Am nasalen Anteil des Augapfels nahe der Konjuktiva.

Funktion Rotiert den Augapfel nach medial (ADD der Blicklinie).

Funktionelle Gruppe
Muskulatur zur Bewegung des Augapfels (☞ S. 164).

Schädigung Blick des betroffenen Auges nach medial ↓.

9.6.5 M. rectus lateralis

Innervation N. abducens (VI)

Ursprung
Anulus tendineus communis (Sehnenring) am Canalis opticus der Augenhöhle.

Ansatz Am temporalen Anteil des Augapfels nahe der Konjuktiva.

Funktion Rotiert den Augapfel nach lateral (ABD der Blicklinie).

Funktionelle Gruppe
Muskulatur zur Bewegung des Augapfels (☞ S. 164).

Schädigung
Bei einseitigem Blick des betroffenen Auges nach temporal ↓. Der Ausfall kann durch die Mm. obliquii superior und inferior teilweise kompensiert werden.

9.6.6 M. obliquus superior

Innervation N. trochlearis (IV)

Ursprung
Anulus tendineus communis (Sehnenring) am Canalis opticus der Augenhöhle.

Ansatz
Auf der temporalen Rückseite des Augapfels oberhalb des N. opticus.

Verlauf
- Zieht mit langer Ansatzsehne durch die Trochlea am Os frontale
- wendet sich dort nach lateral und dorsal.

Funktion
Rotiert den Augapfel nach lateral-kaudal (Senken und ABD der Blicklinine).

Funktionelle Gruppe
Muskulatur zur Bewegung des Augapfels (☞ S. 164).

Schädigung Blick nach kaudal und lateral ↓.

9.6.7 M. obliquus inferior

Innervation N. occulomotorius (III)

Ursprung Medial am Margo infraorbitalis.

Ansatz
Auf der temporalen Rückseite des Augapfels unterhalb des N. opticus.

Funktion
Rotiert den Augapfel nach lateral und kranial (Heben und ABD der Blicklinie).

Funktionelle Gruppe
Muskulatur zur Bewegung des Augapfels.

Schädigung Blick nach kranial und lateral ↓.

Muskulatur zur Bewegung des Augapfels
- M. rectus superior
- M. rectus inferior
- M. rectus medialis
- M. rectus lateralis
- M. obliquus superior
- M. obliquus inferior

9.7 Muskeln des Ohres

9.7.1 M. auricularis anterior

Innervation N. facialis (VII)

Ursprung Fascia temporalis, Lamina superficialis.

Ansatz Spina helicis.

Funktion Bewegung der Ohrmuschel nach vorne.

9.7.2 M. auricularis superior

Innervation N. facialis (VII)

Ursprung Galea aponeurotica.

Ansatz Wurzel der Ohrmuschel.

Funktion
Bewegung der Ohrmuschel scheitelwärts und schräg nach dorsokranial.

Funktionelle Gruppe Muskeln des äußeren Ohres.

9.7.3 M. auricularis posterior

Innervation N. facialis (VII)

Ursprung
- Os temporale, Proc. mastoideus
- Sehne des M. sternocleidomastoideus.

Ansatz Wurzel der Ohrmuschel.

Funktion Bewegung der Ohrmuschel nach dorsal.

9.7.4 M. tensor tympani

Innervation N. trigeminus (V)

Ursprung
Obere Abteilung des Canalis musculotubarius im Os temporale.

Ansatz Collum mallei.

Verlauf
- Doppelt gefiederter Muskel, zieht durch den Canalis musculotubarius
- mit zentraler Sehne im rechten Winkel um den Processus cochleariformis
- nach lateral zum Hammerhals.

Funktion Lautstärkeanpassung:
- Versteifung der Gehörknöchelchenkette als Lärmschutz
- Spannen des Trommelfells und Eindrücken der Stapesplatte als Schutz vor Traumen.

Funktionelle Gruppe Muskeln des Mittelohres.

9.7.5 M. stapedius

Innervation N. facialis (VII)

Ursprung Hintere Wand der Paukenhöhle, Eminentia pyramidalis.

Ansatz Sehne zieht zum Steigbügelkopf (Caput stapedis).

Funktion
☞ M. tensor tympani
Stapeskopf wird nach hinten gezogen und Stapesplatte entsprechend verkantet.

Funktionelle Gruppe Muskeln des Mittelohres .

Schädigung der Mittelohrmuskeln
Lähmung (durch Ausfall des N. trigeminus bzw. des N. facialis): pathologische Feinhörigkeit (Hyperakusis).

9.8 Zungenmuskulatur

9.8.1 M. genioglossus

Innervation N. hypoglossus (XII)

Ursprung Mandibula, Spina mentalis.

Ansatz
- Zungenkörper
- Aponeurosis linguae.

Verlauf Strahlt fächerförmig in den Zungenkörper ein.

Funktion
Zieht die Zunge nach kaudal und ventral („Herausstrecker").
Beteiligt am Schluckakt (☞ S. 177).

Schädigung
- Bei einseitigem Ausfall weicht die Zunge beim Herausstrecken zur betroffenen Seite ab
- Durchmengen des Speisebreis in der Mundhöhle ↓.

9.8.2 M. hyoglossus

Innervation N. hypoglossus (XII)

Ursprung Zungenbein, Corpus des Cornu majus.

Ansatz
- Seitlicher Anteil der Zunge
- Aponeurosis linguae.

Funktion
Zieht den Zungengrund nach dorsal und kaudal.
Beteiligt am Schluckakt (☞ S. 177).

Schädigung ☞ M. genioglossus

9.8.3 M. chondroglossus

Innervation N. hypoglossus (XII)

Ursprung Zungenbein, Cornu minus.

Ansatz
- Seitlicher Anteil der Zunge
- Aponeurosis linguae.

Funktion ☞ M. hyoglossus

Schädigung ☞ M. genioglossus

9.8.4 M. styloglossus

Innervation N. hypoglossus (XII)

Ursprung Os temporale, Proc. styloideus.

Ansatz
Strahlt von dorsokranial in den kaudolateralen Anteil der Zunge.

Funktion
Zieht die Zunge nach dorsokranial.
Beteiligt am Schluckakt (☞ S. 177).

Schädigung ☞ M. genioglossus

9.8.5 M. palatoglossus

Innervation N. hypoglossus (XII)

Ursprung Aponeurosis palatina.

Ansatz Dorsokranialer Anteil der Zunge.

Funktion
Verengung des Isthmus faucium
Beteiligt am Schluckakt (☞ S. 177).

Schädigung ☞ M. genioglossus

9.8.6 M. longitudinalis superior

Innervation N. hypoglossus (XII)

Ursprung Apex linguae.

Ansatz Im Bereich des Zungenbeins.

Funktion
- Verkürzt die Zunge
- hebt Seiten und Spitze an.

Beteiligt am Schluckakt (☞ S. 177).

Schädigung ☞ M. genioglossus

9.8.7 M. longitudinalis inferior

Innervation N. hypoglossus (XII)

Ursprung Facies inferior linguae.

Ansatz Apex linguae.

Funktion
- Verkürzt die Zunge
- senkt die Spitze nach unten.

Beteiligt am Schluckakt (☞ S. 177).

Schädigung ☞ M. genioglossus

9.8.8 M. transversum linguae

Innervation N. hypoglossus (XII)

Ursprung Septum linguale.

Ansatz Margines linguae.

Funktion
- Verlängert die Zunge
- verschmälert die Zunge.

Beteiligt am Schluckakt (☞ S. 177).

Schädigung ☞ M. genioglossus

9.8.9 M. verticalis linguae

Innervation N. hypoglossus (XII)

Ursprung Facies superior linguae.

Ansatz Facies inferior linguae.

Funktion
- Flacht die Zunge ab
- verbreitert die Zunge.

Beteiligt am Schluckakt (☞ S. 177).

Schädigung ☞ M. genioglossus

9.9 Gaumenmuskulatur

9.9.1 M. uvulae

Innervation
- N. glossopharyngeus (IX)
- N. vagus (X)
- Plexus pharyngealis.

Ursprung Aponeurosis palatina.

Ansatz Stroma der Uvula palatina.

Funktion
Verkürzt das Zäpfchen.
Beteiligt am Schluckakt (☞ S. 177).

9.9.2 M. levator veli palatini

Innervation
- N. glossopharyngeus (IX)
- N. vagus (X).

Ursprung
- Os temporale, Facies inferior der pars petrosa
- Cartilago der Tuba auditiva.

Ansatz
Die Muskeln beider Seiten verflechten sich im Gaumensegel ohne Bildung einer Ansatzsehne.

Funktion
Hebt das Gaumensegel gegen die hintere Rachenwand.
Beteiligt am Schluckakt (☞ S. 177).

9.9.3 M. tensor veli palatini

Innervation
N. musculi tensoris veli palatini (N. mandibularis, V_3)

Ursprung
- Os sphenoidalis, Spina des Proc. pterygoideus
- Fossa scaphoidea.

Ansatz
Bildet im oralen Bereich des Gaumensegels mit der Sehne der anderen Seite die Aponeurosis palatina.

Verlauf
Zieht im Ansatz mit platter Sehne durch den Sulcus hamuli pterygoidei.

Funktion
Spannt das Gaumensegel, erweitert die Tuba auditiva.
Beteiligt am Schluckakt (☞ S. 177).

10

Halsmuskulatur

10.1 Kehlkopfmuskulatur

10

10.1.1 M. cricothyroideus

Innervation N. laryngeus superior (N. vagus, X).

Ursprung Äußere Fläche des Arcus cartilaginis cricoideae.

Ansatz Schildknorpel, unterer Rand und unteres Horn.

Funktion
Spannen der Stimmbänder durch Annähern von Schild- und Ringknorpel.

Pars recta Oberflächlich gelegen.

Pars obliqua Tiefer gelegen.

10.1.2 M. cricoarytenoideus posterior („Postikus")

Innervation N. laryngeus inferior (N. vagus, X)

Ursprung Dorsalfläche der Lamina cartilaginis cricoideae.

Ansatz Stellknorpel, Proc. muscularis auf der Facies posterior.

Funktion Erweitert die Stimmritze.

Schädigung
Einziger Muskel zur Erweiterung der Stimmritze. Ausfall kann nicht kompensiert werden, die Sprache klingt heiser.

10.1.3 M. cricoarytenoideus lateralis

Innervation N. laryngeus inferior (N. vagus, X)

Ursprung
Arcus cartilaginis cricoideae, oberer Rand des seitlichen Anteils.

Ansatz Stellknorpel, Proc. muscularis auf der Facies posterior.

Funktion
Verschließt die Stimmritze in Höhe der Pars intermembranacea. Beteiligt am Schluckakt (☞ S. 177).

10.1.4 M. arytenoideus transversus

Innervation N. laryngeus inferior (N. vagus, X)

Ursprung Laterale Kante des Stellknorpels und Facies posterior.

Ansatz
Kontralateral an der lateralen Kante des Stellknorpels und Facies posterior.

Funktion
Verschließt die Stimmritze in Höhe der Pars intercartilaginea.
Beteiligt am Schluckakt (☞ S. 177).

10.1.5 M. arytenoideus obliquus

Innervation N. laryngeus inferior (N. vagus, X)

Ursprung Stellknorpel, Proc. muscularis auf der Facies posterior.

Ansatz Kontralateral an der Spitze des Proc. muscularis.

Funktion
Verschließt die Stimmritze in Höhe der Pars intercartilaginea.
Beteiligt am Schluckakt (☞ S. 177).

10.1.6 M. vocalis

Innervation N. laryngeus inferior (N. vagus, X)

Ursprung In der Plica vocalis.

Ansatz Stellknorpel, Proc. vocalis auf der Facies anterolateralis.

Funktion
Stimmbandspannung (Randausformung) und damit Modulation der Tonhöhe.

10.1.7 M. aryepiglotticus

Innervation N. laryngeus inferior (N. vagus, X)

Ursprung
Ausstrahlung des M. arytenoideus obliquus in der Plica aryepiglottica.

Ansatz Lateraler Rand der Epiglottis.

10

Funktion
Verengt den Kehlkopfeingang.
Beteiligt am Schluckakt (☞ S. 177).

10.1.8 M. thyroarytenoideus

Innervation N. laryngeus inferior (N. vagus, X)

Ursprung Innenfläche der medianen Schildknorpelleiste.

Ansatz Stellknorpel, proc. muscularis und laterale Fläche.

Funktion
Verengt die Stimmritze.
Beteiligt am Schluckakt (☞ S. 177).

10.1.9 M. thyroepiglotticus

Innervation N. laryngeus inferior (N. vagus, X)

Ursprung Fortsetzung des M. thyroarytenoideus.

Ansatz Plica aryepiglottica.

Funktion
Verengt den Kehlkopfeingang.
Beteiligt am Schluckakt (☞ S. 177).

10.2 Konstriktoren des Pharynx

10.2.1 M. constrictor pharyngis superior

Innervation
Plexus pharyngealis (N. glossopharyngeus, IX; N. vagus, X)

Ansatz Fascia pharyngobasilaris, Raphe pharyngis.

Funktion
Wölbt beim Schlucken die Schleimhaut zum Abschluß des Nasenrachenraumes vor.
Beteiligt am Schluckakt (☞ S. 177).

Pars pterygopharyngea

Ursprung Hamulus pterygoidues des Proc. pterygoideus.

Pars buccopharyngea

Ursprung Raphe pterygomandibularis, M. buccinator.

Pars mylopharyngea

Ursprung Mandibula, Linea mylohyoidea.

Pars glossopharyngea

Ursprung M. transversus linguae.

10.2.2 M. constrictor pharyngis medius

Innervation
Plexus pharyngealis (N. glossopharyngeus. IX; N. vagus, X)

Ansatz Raphe pharyngis.

Funktion
Schnürt den Schlund beim Schlucken ab.
Beteiligt am Schluckakt (☞ S. 177).

Pars chondropharyngea

Ursprung Zungenbein, Cornu minus.

Pars ceratopharyngea

Ursprung Zungenbein, Cornu majus.

10.2.3 M. constrictor pharyngis inferior

Innervation
Plexus pharyngealis (N. glossopharyngeus, IX; N. vagus, X)

Ansatz Raphe pharyngis.

Funktion
Schnürt den Schlund beim Schlucken ab.
Beteiligt am Schluckakt (☞ S. 177).

Pars thyropharyngea

Ursprung Linea obliqua der Cartilago thyroidea.

Pars cricopharyngea

Ursprung Außenrand der Cartilago cricoidea.

Zwischen Pars thyropharyngea und Pars cricopharyngea liegt eine muskelschwache Zone, das sog. Kilian-Dreieck. Bei Störungen des Schluckaktes kann es an dieser Stelle zu Aussackungen (Zenker-Divertikel) kommen.

10.3 Levatoren des Pharynx

10.3.1 M. stylopharyngeus

Innervation R. musculi stylopharyngei (N. glossopharyngeus, IX)

Ursprung Os temporale, Proc. styloideus.

Ansatz Laterale Pharynxwand.

Funktion Hebt den Schlund.
Beteiligt am Schluckakt (☞ S. 177).

10.3.2 M. salpingopharyngeus

Innervation
Plexus pharyngealis (N. glossopharyngeus, IX; N. vagus, X)

Ursprung Tubenknorpel.

Ansatz Laterale Pharynxwand.

Funktion
Öffnet die Tuben beim Gähnen und Schlucken.
Beteiligt am Schluckakt (☞ S. 177).

10.3.3 M. palatopharyngeus

Innervation Rr. pharyngei (N. vagus, X)

Ursprung
- Aponeurosis palatina
- Hamulus pterygoideus
- Proc. pterygoideus, Lamina medialis.

Ansatz
- Seitliche Pharynxwand
- Cartilago thyroidea.

Funktion

- Verengt den Isthmus faucium
- senkt den weichen Gaumen.

Beteiligt am Schluckakt.

Schluckakt

- **Willkürliche Phase:** Speise wird zerkleinert und eingespeichelt, eine kleine Menge wird zum Schlucken im hinteren Mundraum auf der Zunge vorbereitet
- **Transport in den Rachen** (Pars oralis pharyngis): Mm. styloglossi und Mm hyoglossi heben die Zunge nach dorsokranial an; die Speise gelangt so vom hinteren Anteil der Zunge in den Rachen.
- **Unwillkürliche Phase:** Nach Passieren des Isthmus faucium (M. palatoglossus, M. palatopharyngeus) wird die Speise reflektorisch weiter transportiert (im Rachenbereich durch Mm. constrictores pharyngis); dieser Reflex (über V, IX, X afferent und IX, X, XI efferent) wird durch Berühren des Zungengrundes, der Gaumenbögen und der Rachenhinterwand ausgelöst
- **Verschluß des Nasenrachenraumes** (Pars nasalis pharyngis): Durch Kontraktion des M. constrictor pharyngis superior entsteht der Passavant-Ringwulst, gegen den das hintere Gaumensegel gepreßt wird (durch Kontraktion des M. tensor und M. levator veli palatini); gleichzeitig öffnet sich mit Heben des Gaumensegels die Eustachische Röhre
- **Verschluß des Kehlkopfeingangs** (Aditus laryngis): Der Larynx wird durch Kontraktion der Mundboden- und Zungenbeinmuskulatur angehoben und nach ventral gezogen (von außen gesehen hebt sich der „Adamsapfel"); dadurch kippt die Epiglottis nach hinten, legt sich über den Kehlkopfeingang und verschließt somit die unteren Atemwege. Zusätzlich verschließt die Kehlkopfmuskulatur die Stimmritze
- **Eintritt in den Ösophagus:** Die hintere Rachenwand (M. constrictor pharyngis inferior) verkürzt sich und schiebt sich über die Speise, die dann über die Recessus piriformes und die Spitze der Epiglottis in den Ösophagus gelangt.

10.4 M. sternocleidomastoideus und Skalenusgruppe

10.4.1 M. sternocleidomastoideus

Innervation
- N. accessorius (XI)
- Ansa cervicalis (Plexus cervicalis, C2–C3).

Ansatz
- Proc. mastoideus, lateraler Umfang
- Linea nuchalis superior, laterale Hälfte.

Verlauf
- Muskelanteile vereinigen sich meist kurz nach dem Ursprung
- leichte schraubige Drehung des Muskels.

Funktion

Beidseitige Kontraktion
- Kopf: Aufrichtung und Stabilisation
- kraniale HWS: FLEX
- kaudale HWS und Kopfgelenke: EXT.
- bei fixiertem Ansatz: Anheben von Sternum und Klavikula (Einatemhilfsmuskel, ☞ S. 39).

Einseitige Kontraktion
- Kopfgelenke: FLEX,
- HWS: Rotation zur entgegengesetzten Seite.

Verkürzung

Bei einseitiger Verkürzung gleichseitiger Schiefhals (Torticollis).
- HWS: Rotation zur Gegenseite, Lateralflexion zur gleichen Seite
- Überdehnung und Schwäche des gegenseitigen Muskels.

Caput sternale

Ursprung

Langsehnig von der Ventralfläche des Sternums.

Caput claviculare

Ursprung

Kurzsehnig vom medialen Drittel des Schlüsselbeins.

Muskulärer Schiefhals

Bei Säuglingen oder Neugeborenen häufig durch intrauterine Zwangslage oder Geburtstrauma:
- Fehlstellung der HWS
- Muskel der betroffenen Seite ist derb tastbar, jedoch nicht druckschmerzhaft
- bei Geburtstrauma sonographisch Hämatom im Bereich des betroffenen Muskels nachweisbar.

Bei narbiger Umwandlung und Verkürzung des M. sternoclaidomastoideus muß der Muskel operativ gespalten werden. Ein unbehandelter Schiefhals kann zu einer sekundären HWS- oder Gesichtsskoliose führen.

10.4.2 M. scalenus anterior

Innervation
Rr. anteriores cervicales (Plexus cervicalis und Plexus brachialis, C4–C6)

Ursprung
Querfortsätze der 3./4. 6. Halswirbel, Tubercula anteriores.

Ansatz
1. Rippe, kurzsehnig am Tuberculum musculi scaleni anterioris.

Funktion ☞ Funktionen der Skalenusgruppe (S. 180).

Verkürzung ☞ Skalenussyndrom (S. 180)

10.4.3 M. scalenus medius

Innervation
Rr. anteriores nn. cervicales (Plexus cervicalis und Plexus brachialis, C3–C7)

Ursprung Querfortsätze aller Halswirbel, Tubercula anteriores.

Ansatz
- 1. Rippe, kurzsehnig hinter dem Sulcus arteriae subclaviae
- lateral vom M. scalenus anterior.

Funktion ☞ Funktionen der Skalenusgruppe (S. 180)

Verkürzung ☞ M. scalenus anterior

10

Besonderheiten

Skalenuslücke: Dreieckige Lücke zwischen M. scalenus anterior, M. scalenus medius und 1. Rippe (früher „hintere Skalenuslücke"), Durchtrittsstelle für

- Plexus brachialis (kranial)
- A. subclavia (kaudal, im Sulcus arterieae subclaviae der 1. Rippe).

Skalenussyndrom

Verengung der Skalenuslücke (z.B. durch Halsrippe, Bindegewebsstränge oder Hypertrophie der M. scaleni) führt zu

- **Kompression des Plexus brachialis:** Schmerzen, strahlen vom Hals in den medialen Oberarm sowie herzwärts
- **Kompression der A. subclavia:** Durchblutungsstörungen des Armes.

Die V. subclavia ist nicht betroffen, sie verläuft vor dem M. scalenus anterior und dem M. sternocleidomastoideus (früher „vordere Skalenuslücke").

10.4.4 M. scalenus posterior

Innervation

Rr. anteriores nn. cervicales (Plexus cervicalis und Plexus brachialis, C6–C7)

Ursprung Querfortsätze der 3.–6. Halswirbel, Tubercula anteriores.

Ansatz Kurz- und plattsehnig am oberen Rand der 2./3. Rippe.

Funktion ☞ Funktionen der Skalenusgruppe

Funktionen der Skalenusgruppe

HWS:

- FLEX (M. scalenus anterior)
- Lateralflexion
- Rotation zur Gegenseite.

Thorax:

- Heben der obersten zwei Rippen (Einatemhilfsmuskel, ☞ S. 39)
- Übertragung des Thoraxgewichtes auf die Wirbelsäule („Rippenhalter").

10.5 Zungenbeinmuskulatur

10.5.1 M. digastricus

Ansatz Zungenbein, Cornu minus.

Verlauf

- Muskelbäuche vereinigen sich dicht oberhalb des Zungenbeins in einer runden Zwischensehne
- setzen über eine Faszienschlinge am Zungenbein an.

Funktion

Bei fixiertem Ursprung

- Hebt und fixiert das Zungenbein
- Kopfgelenke: Unterstützung der FLEX.

Bei fixiertem Ansatz: unterstützt das Öffnen des Mundes.
Beteiligt am Schluckakt (☞ S. 177).

Funktionelle Gruppe Obere Zungenbeinmuskulatur (☞ S. 183).

Schwäche

- Schlucken ↓ (Zungenbein kann nicht angehoben werden)
- Kopf kann kontralateral nicht vollständig gedreht werden.

Venter anterior

Innervation N. mandibularis (V_3)

Ursprung

Os temporale, Incisura mastoidea, mit Venter frontalis des M. occipitofrontalis.

Venter posterior

Innervation N. facialis (VII)

Ursprung Os mandibulare, Fossa digastrica.

10.5.2 M. stylohyoideus

Innervation N. facialis (VII)

Ursprung Os temporale, Proc. styloideus.

Ansatz

- Zungenbein, umgreift am Seitenrand mit zwei Zipfeln den vorderen und hinteren Umfang
- umgreift meist die Zwischensehne des M. digastricus.

Funktion

- Fixiert das Zungenbein
- zieht das Zungenbein beim Schluckakt nach dorsokranial.

Beteiligt am Schluckakt (☞ S. 177).

Funktionelle Gruppe Obere Zungenbeinmuskulatur (☞ S. 183).

Verkürzung

- Schluckakt ↓
- Kopf kann kontralateral nicht vollständig gedreht werden.

10.5.3 M. mylohyoideus

Innervation N. mandibularis (V_3)

Ursprung

- Mandibula, kurzsehnig von der Linea mylohyoidea
- bildet mit der Gegenseite eine den Unterkieferbogen ausfüllende Platte.

Ansatz

- Raphe mylohyoidea
- oberer Rand des Corpus ossis hyoidei.

Funktion

Bei fixiertem Ursprung

- Hebt Mundboden, Zungenbein und Zunge beim Schluckakt
- Kopfgelenke: Unterstützung der FLEX.

Bei fixiertem Ansatz: senkt den Unterkiefer.

Beteiligt am Schluckakt (☞ S. 177).

Funktionelle Gruppe Obere Zungenbeinmuskulatur (☞ S. 183).

Schwäche

Heben des Zungenbeins ↓, besonders bei gleichzeitiger Schwäche des Venter anterior M. digastrici.

Verkürzung

- Senken des Zungenbeins ↓
- bei starker Verkürzung vollständige Reklination des Kopfes mit geschlossenem Mund ↓.

10.5.4 M. geniohyoideus

Innervation N. hypoglossus (XII)

Ursprung Spina mentalis der Mandibula.

Ansatz Zungenbein, Vorderfläche.

Verlauf
Die Muskeln beider Seiten liegen im Ursprung dicht nebeneinander und werden von einem dünnen bindegewebigen Septum getrennt.

Funktion
Bei fixiertem Ursprung
- Unterstützt den M. mylohyoideus beim Heben der Zunge
- fixiert oder hebt das Zungenbein

Bei fixiertem Ansatz: senkt den Unterkiefer.
Beteiligt am Schluckakt (☞ S. 177).

Funktionelle Gruppe Obere Zungenbeinmuskulatur.

Schädigung ☞ M. mylohyoideus

Obere Zungenbeinmuskulatur
- M. digastricus
- M. stylohyoideus
- M. mylohyoideus
- M. geniohyoideus

Die obere Zungebeinmuskulatur bildet den Mundboden.

10.5.5 M. sternohyoideus

Innervation Ansa cervicalis (C1–C3)

Ursprung
- Kranialer Rand des ersten Rippenknorpels
- Innenfläche des Manubrium sterni
- Innenfläche des Sternoklavikulargelenks.

Ansatz Corpus ossis hyoidei.

Funktion
- Zieht das Zungenbein nach dem Schluckakt nach kaudal
- HWS und Kopfgelenke: Unterstützung der FLEX.

Funktionelle Gruppe Untere Zungenbeinmuskulatur (☞ S. 186).

Schwäche Senken des Zungenbeins ↓.

Verkürzung
Kopf kann nicht mit geschlossenem Mund vollständig rekliniert werden.

Besonderheiten
Im kaudalen Abschnitt ist häufig eine Intersectio tendinea.

10.5.6 M. sternothyroideus

Innervation Ansa cervicalis (C1–C3)

Ursprung
- Innenfläche des ersten Rippenknorpels
- Innenfläche des Manubrium sterni, kaudal des M. sternohyoideus.

Ansatz Schildknorpelplatte, Außenfläche

Verlauf Ansatz gegenüber dem Ursprung des M. thyrohyoideus.

Funktion
- HWS und Kopfgelenke: Unterstützung der FLEX
- senkt Zungenbein, Unterkiefer und Zunge
- zieht den Kehlkopf nach dem Schlucken nach kaual.

Funktionelle Gruppe Untere Zungenbeinmuskulatur (☞ S. 186).

Schwäche Senken des Zungenbeins und des Schildknorpels ↓.

Verkürzung
Kopf kann nicht mit geschlossenem Mund vollständig rekliniert werden.

Besonderheiten
Im kaudalen Abschnitt häufig eine Intersectio tendinea.

10.5.7 M. thyrohyoideus

Innervation Ansa cervicalis (C1)

Ursprung Außenfläche der Schildknorpelplatte.

Ansatz
Zungenbein, Wurzel des Cornu majus und laterales Drittel des Corpus.

Funktion
- Zieht das Zungenbein nach kaudal
- hebt den Kehlkopf und den Schildknorpel an
- HWS: Unterstützung der FLEX.

Funktionelle Gruppe Untere Zungenbeinmuskulatur (☞ S. 186).

Schädigung ☞ M. sternothyroideus

10.5.8 M. omohyoideus

Innervation Ansa cervicalis (C1–C3)

Verlauf
- In der Mitte durch eine Zwischensehne in zwei Bäuche geteilt
- kaudaler Anteil (Venter inferior) verläuft vom Ursprung ventral-kranial im unteren Halsbereich
- kranialer Anteil (Venter superior) verläuft von der Zwischensehne an lateral vom M. sternoclaidomastoideus
- Zwischensehne ist mit der Vagina carotica verbunden.

Funktion
- Zieht angehobenes Zungenbein nach kaudal
- unterstützt das Öffnen des Mundes.

Funktionelle Gruppe Untere Zungenbeinmuskulatur (☞ S. 186).

Schwäche
- Spannung der Vagina carotica ↓
- Offenhalten des Lumens der V. jugularis interna gegen den Unterdruck (herznahes Gefäß) ↓.

Verkürzung
Rotation des Kopfes zur Gegenseite nicht vollständig möglich.

Venter inferior

Ursprung

Skapula, Margo superior, zwischen Angulus superior und Incisura scapulae.

Ansatz

- Zwischensehne des M. omohyoideus unter dem M. sternocleidomastoideus
- u.U. fibrös an der Klavikula.

Venter superior

Ursprung Zwischensehne des M. omohyoideus.

Ansatz Zungenbein, kaudaler Rand des seitlichen Corpus.

Untere Zungenbeinmuskulatur

- M. sternohyoideus
- M. sternothyroideus
- M. thyrohyoideus
- M. omohyoideus.

Bei gemeinsamer Schwäche der unteren Zungenbeinmuskulatur ist der Schluckakt gestört, weil das Zungenbein nicht gesenkt werden kann.

Aufbau der Spinalnerven

Nervenwurzeln

Die Spinalnerven setzen sich aus einer vorderen und einer hinteren Nervenwurzel (Radix) zusammen.

Vordere Wurzel Radix anterior

Funktion
- Motorische Fasern (Radix motoria)
- präganglionär sympathische Fasern
- im Sakralbereich parasympathische Fasern.

Hintere Wurzel Radix posterior

Funktion Sensorische Fasern (Radix sensoria).

Nervenäste

Die Spinalnerven teilen sich kurz nach Verlassen des Wirbelkanals in vier Äste (Rami) auf: Der hintere und der vordere Ast versorgen u.a. Haut und Muskulatur motorisch und sensibel.

Ramus posterior Verzweigt sich in medialen und lateralen Ast.

Funktion Motorisch und sensibel.

Versorgungsgebiet
- medialer und lateraler Trakt der autochthonen Rückenmuskulatur (motorisch)
- mediale Rücken-, Nacken- und Hinterkopfhaut (sensibel).

Ramus anterior
Beteiligt sich an der Bildung der Plexus.

Funktion Motorisch und sensibel.

Versorgungsgebiet
- Extremitäten und Hals
- ventrolaterale Rumpfwand (ohne vorherige Plexusbildung, über Interkostalnerven).

Ramus meningeus

Funktion Sensibel.

Versorgungsgebiet Rückenmarkshäute.

Rami communicantes

Funktion

- Markhaltige und marklose Fasern
- führen viszeroafferente und viszeroefferente Axone
- stehen mit dem Grenzstrang (Truncus sympathicus, sympathisches Nervengeflecht, ☞ Kap. 17) in Verbindung.

Versorgungsgebiet Eingeweide und Blutgefäße.

Dermatome

Das jeweils von einer Spinalnervenwurzel sensibel versorgte Hautareal bezeichnet man als Dermatom.

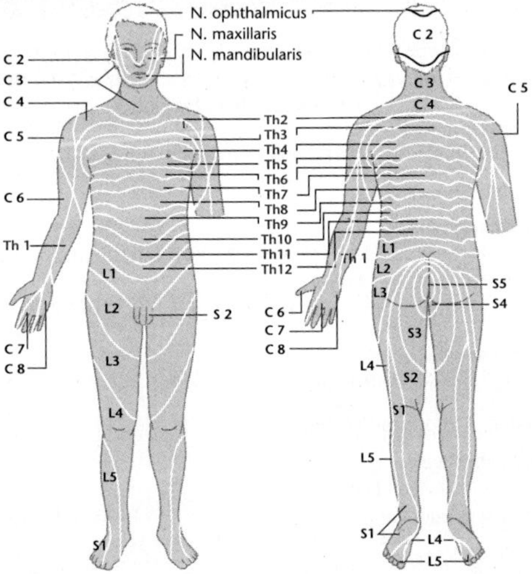

Abb. 11.1 Dermatome des Körpers (nach HANSEN und SCHLIACK) [S. Adler, Lübeck]

11

Nerven der Halswirbelsäule

11.1 Hintere Äste

Rr. posteriores

11.1.1 N. suboccipitalis

Segment C1

11

Funktion Überwiegend motorisch.

Verlauf

Unter der A. vertebralis zwischen Os occipitale und Atlas in das tiefe Nackendreieck.

Versorgungsgebiet

M. rectus capitis major et minor, M. obliquus capitis superior et inferior, M. semispinalis capitis, M. longissimus capitis.

11.1.2 N. occipitalis major

Segment C2

Funktion Sensibel und motorisch.

Verlauf

- Zwischen hinterem Atlasbogen und Lamina des Axis in die Region des Trigonum suboccipitale
- um den Unterrand des M. obliquus inferior nach kranial
- teilt sich hier in den überwiegend sensiblen, dickeren N. occipitalis major und einen dünneren lateralen (motorischen) Ast
- N. occipitalis major durchbricht die Mm. semispinalis, longissimus und splenius capitis und begleitet die A. und V. occipitalis in die Kopfhaut.

Versorgungsgebiet

- **Motorisch:** M. semispinalis capitis, M. spinalis cervicis, M. splenius capitis, M. obliquus capitis inferior, M. longissimus capitis
- **Sensibel:** Haut des Hinterhauptes bis zum Scheitel.

11.1.3 N. occipitalis tertius

Segment C3

Funktion Motorisch und sensibel.

Verlauf Teilt sich in medialen und lateralen Ast.

- **Medialer Ast:** tritt durch M. splenius capitis und M. trapezius hindurch
- **Lateraler Ast:** tritt in M. semispinalis capitis ein und bildet Anastomosen mit dem lateralen Ast des Nervus occipitalis major.

Versorgungsgebiet
- **Motorisch:** M. longissimus capitis, M. splenius capitis, M. semispinalis capitis, M. spinalis capitis, M. longissimus cervicis, M. semispinalis cervicis, M. splenius cervicis, M. spinalis cervicis, Mm. interspinales cervicis, Mm. intertransversarii posteriores cervicis, Mm. rotatores cervicis, M. multifidus
- **Sensibel:** Haut der Nackengegend.

11.1.4 Rami posteriores der kaudalen HWS-Segmente

Die Rr. posteriores der unteren fünf Zervikalnerven haben keine Eigennamen.

Segment C4–C8

Funktion Motorisch und sensibel.

Verlauf
- Ziehen um die Proc. articulares der Halswirbel nach dorsal
- teilen sich in überwiegend sensible (mediale) und motorische (laterale) Äste.

Versorgungsgebiet
- **Motorisch**: M. longissimus capitis, M. splenius capitis, M. semispinalis capitis, M. spinalis capitis, M. longissimus cervicis, M. semispinalis cervicis, M. iliocostalis cervicis, M. splenius cervicis, M. spinalis cervicis, Mm. interspinales cervicis, Mm. intertransversarii posteriores cervicis, Mm. rotatores cervicis, Mm. multifidi.
- **Sensibel:** Haut des Nackens.

11

11.2 Vordere Äste

Die Rami anteriores der oberen Halsnerven bilden den **Plexus cervicalis,** die der unteren Halsnerven sind an der Bildung des **Plexus brachialis** (☞ S.198) beteiligt.

Verlauf

- Im Sulcus nervi spinalis der Wirbelquerfortsätze
- zwischen M. intertransversarius anterior und posterior an die Vorderfläche des M. scalenus medius
- erhalten je einen Ramus comunicans griseus
  - Rr. anteriores 1–4: vom Ganglion cervicale superius
  - Rr. anteriores 5 und 6: vom Ganglion cervicale medium
  - Rr. anteriores 7 und 8: vom Ganglion cervicale inferius
- variable Anastomosen zu N. vagus (☞ 16.X) und N. hypoglossus (☞ 16.XII).

Vor der Plexusbildung werden Muskeläste (☞ 11.2.7) abgegeben..

Motorisch: Mm. intertransversarii anteriores cervicis, M. intertransversarii posteriores cervicis, M. rectus capitis anterior, M. rectus capitis lateralis, M. longus capitis, M. longus colli und Mm. scaleni.

Plexus cervicalis

Segment C1–C4

Funktion Motorisch und sensibel.

Verlauf

- Lateral der Halswirbelsäule in der Tiefe unter dem M. sternocleidomastoideus
- tritt zwischen den Mm. scaleni und dem M. levator scapulae in das seitliche Halsdreieck ein.

Versorgungsgebiet

- **Motorisch:** Halsmuskeln, Zwerchfell
- **Sensibel:** Halsregion, kaudal bis über Haut des Schlüsselbeins, kranial Haut am seitlichen Hinterkopf und am Kieferwinkel, Zwerchfell.

Plexus cervicalis

Sensible Nerven
- N. occipitalis minor
- N. auricularis magnus
- N. transversus colli
- Nn. supraclaviculares.

Motorische Nerven
- Ansa cervicalis
- N. phrenicus
- Rr. musculares.

11..2.1 N. occipitalis minor

Segment C2–C3

Funktion Sensibel.

Verlauf
Am hinteren Rand des M. sternocleidomastoideus auf dem M. splenius capitis nach kranial.
Gehört zum Plexus cervicalis.

Versorgungsgebiet Haut der lateralen Hinterhauptsgegend.

11.2.2 N. auricularis magnus

Segment C2–C3

Funktion Sensibel.

Verlauf
- Auf dem M. sternocleidomastoideus aufwärts und überquert diesen, anfangs vom Platysma bedeckt
- teilt sich in Nähe des Kieferwinkels in einen Ramus anterior und einen Ramus posterior.

Gehört zum Plexus cervicalis.

Versorgungsgebiet
- Ramus anterior: Haut der unteren, lateralen Gesichtshälfte, Ohrläppchen, Teil der Ohrmuschel
- Ramus posterior: hinterer Teil der Ohrmuschel.

11.2.3 N. transversus colli

Segment C2–C3

Funktion Sensibel.

Verlauf

- Überquert den M. sternocleidomastoideus in medialer Richtung
- verzweigt sich noch unter dem Platysma fächerförmig in der Haut der vorderen Halsregion.

Gehört zum Plexus cervicalis (☞ S. 193).

Versorgungsgebiet Unterkieferrand bis Fossa jugularis.

Besonderheiten

Der Ramus colli nervi facialis bildet zur Versorgung des Platysmas Anastomosen mit dem N. transversus colli (Ansa cervicalis superficialis).

11.2.4 Nn. Supraclaviculares

Segment C3–C4

Funktion Sensibel.

Verlauf

- Unter dem Platysma nach kaudal in das laterale Halsdreieck
- überkreuzen den Plexus brachialis und den M. omohyoideus
- teilen sich in Nn. supraclaviculares mediales, intermedii et laterales auf.

Gehören zum Plexus cervicalis (☞ S. 193).

Versorgungsgebiet

- Haut der Pars clavicularis des M. pectoralis
- Bereich des Schlüsselbeines und der Schulter.

11.2.5 Ansa cervicalis

Segment C1–C3

Funktion Motorisch.

Verlauf

- Fasern aus C1 und C2 treten in den Stamm des N. hypoglossus (☞ 16.XII) und verlassen ihn als Radix anterior ansae cervicalis
- ventral der großen Halsgefäße verbinden sich diese Fasern mit der Radix posterior ansae cervicalis, die aus Zweigen aus C2 und C3 entsteht.

Gehört zum Plexus cervicalis (☞ S. 193).

Versorgungsgebiet

M. sternohyoideus, M. sternothyroideus, M. thyrohyoideus, M. omohyoideus.

Besonderheiten

Verbindungsäste aus C2 und C3 zum N. accessorius beteiligen sich an der Innervation des M. sternocleidomastoideus und des M. trapezius. Ein Ast aus den Rami anteriores C3 und C4 innerviert den M. levator scapulae.

11.2.6 N. phrenicus

Segment C3–C5

Funktion Sensibel und motorisch.

Verlauf

- Auf der Vorderfläche des M. scalenus anterior nach kaudal, zwischen A. und V. subclavia, vor der Pleurakuppel in den Thoraxraum
- im vorderen Mediastinum mit A. pericardiacophrenica zwischen Pleura und Perikard kaudalwärts, gibt in seinem Verlauf Rami pericardiaci und Rami phrenicoabdominales ab.

Rechter Phrenicus:

- Lateral von V. brachiocephalica dextra und V. cava superior
- vor der Lungenwurzel, zwischen Pleura mediastinalis und Perikard zum Zwerchfell
- durch das Foramen v. cavae in die Bauchhöhle.

Linker Phrenicus:

- Unterkreuzt die V. subclavia sinistra und die Einmündungsstelle des Ductus thoracicus in den linken Venenwinkel
- überkreuzt den N. vagus
- zieht in Nähe der Herzspitze durch das Zwerchfell.

Gehört zum Plexus cervicalis (Radix motoria, ☞ S. 193).

Versorgungsgebiet

- **Motorisch:** Zwerchfell
- **Sensibel:** Perikard, Pleura mediastinalis, Pleura diaphragmatica, Peritoneum parietale.

Folge bei Schädigung

- Lähmung des Zwerchfells mit Zwerchfellhochstand auf der betroffenen Seite
- Einatmung beeinträchtigt
- Bauchpresse erschwert.

Besonderheiten

Der N. phrenicus steht in Verbindung mit den Nerven des Plexus coeliacus, wodurch Entzündungen der Nachbarschaft des N. phrenicus (Mediastinitis, Pleuritis, Cholezystitis) über sensible Phrenicusfasern Schmerzempfindungen in den Dermatomen C3–C5 hervorrufen.

11.2.7 Rr. Musculares

Segment C1–C4

Funktion Motorisch.

Verlauf

- Teilweise direkt aus den Wurzeln C1–C4, ohne direkt an der Plexusbildung beteiligt zu sein
- teilweise aus Ästen des Plexus cervicalis (☞ S. 193).

Versorgungsgebiet

M. longus colli, M. longus capitis, M. recuts capitis anterior, Mm. intertransversarii, M. trapezius, M. levator scapulae, M. scalenus medius.

12

Nerven der oberen Extremität

12.1 Dorsale Äste

Die Rr. dorsales der oberen Extremität gehören den dorsalen Ästen der Halsnerven (☞ 11.1) und der Brustnerven (☞ 4.1) an.

12.2 Ventrale Äste

Die Fasern der Rr. ventrales der oberen Extremität bilden den Plexus brachialis. Dieser gliedert sich in mehrere Primärstränge (Trunci), deren Fasern sich wiederum zu drei Bündeln (Fasciculi) vereinen. Aus den Bündeln entstehen die einzelnen Nerven.

Plexus brachialis

Primärstränge (Trunci)

- **Truncus superior:** C5–C6, die Fasern vereinigen sich am lateralen Rand des M. scalenus medius
- **Truncus medius:** C7
- **Truncus inferior:** C8–Th1.

Verlauf

- Äste der Trunci, die oberhalb der Klavikula abgehen bilden den **Pars supraclavicularis**
- ziehen dann mit der A. subclavia nach kaudolateral und treten in die Achselhöhle ein, bilden **Pars infraclavicularis.**

Sekundärstränge (Fasciculi)

Durch erneute Verflechtung entstehen drei Sekundärstränge (Fasciculi), die hinsichtlich ihrer topographischen Lage zur A. axillaris benannt sind.

- **Fasciculus posterior:** dorsale Äste aller drei Primärstränge (Trunci), vereinigen sich hinter der A. axillaris
- **Fasciculus lateralis:** ventrale Äste der Trunci superior et medius, flankieren lateral die A. axillaris
- **Fasciculus medialis:** ventrale Ast des Trunci inferior, tritt an die mediale Seite der A. axillaris.

Tab. 12.1: Plexus brachialis

Pars supraclavicularis	Pars infraclavicularis
	Fasciculus posterior
N. dorsalis scapulae	N. axillaris
N. thoracicus longus	N. radialis
	Fasciculus lateralis
N. subclavius	N. musculocutaneus
N. suprascapularis	Radix lateralis nervi mediani (laterale Medianuswurzel)
	Fasciculus medialis
N. pectoralis medialis	Radix medialis nervi mediani (mediale Medianuswurzel)
N. pectoralis lateralis	N. ulnaris
Nn. subscapulares	N. cutaneus brachii medialis
N. thoracodorsalis	cutaneus antebrachii medialis

12.2.1 N. dorsalis scapulae

Segment C4–C5

Funktion Motorisch.

Verlauf

- Durchbohrt den M. scalenus medius
- im lateralen Halsdreieck (Trigonum colli laterale) entlang dem M. levator scapulae in die Gegend des Angulus superior scapulae.

Gehört zum Plexus brachialis (Pars supraclavicularis, ☞ Tab. 12.1).

Versorgungsgebiet

M. levator scapulae, M. rhomboideus major, M. rhomboideus minor.

12.2.2 N. thoracicus longus

Segment C5–C7

Funktion Motorisch.

Verlauf

- Durchsetzt den M. scalenus medius kaudal vom N. dorsalis scapulae
- in der mittleren Axillarlinie auf dem M. serratus anterior nach kaudal.

Gehört zum Plexus brachialis (Pars supraclavicularis, ☞ Tab. 12.1).

Versorgungsgebiet M. serratus anterior.

Folge bei Schädigung

- Scapula alata (medialer Rand der Scapula steht flügelartig vom Thorax ab)
- wegen Fehlhaltung sekundär Schmerzen und Belastungsinstabilität im Schultergelenk.

12.2.3 N. subclavius

Segment C5–C6

Funktion Motorisch.

Verlauf Zieht zum M. subclavius.

Gehört zum Plexus brachialis (Pars supraclavicularis, ☞ Tab. 12.1).

Versorgungsgebiet M. subclavius.

Besonderheiten

Gibt gelegentlich einen Ast an den N. phrenicus (Nebenphrenicus) ab.

12.2.4 N. suprascapularis

Segment C4–C6

Funktion Motorisch und sensibel.

Verlauf

- Durch die Incisura scapulae, kaudal des Lig. transversum scapulae zum M. supraspinatus und M. infraspinatus
- gibt feinste Äste zum Schultereckgelenk und Schultergelenk ab.

Gehört zum Plexus brachialis (Pars supraclavicularis, ☞ Tab. 12.1).

Versorgungsgebiet

- **Motorisch:** M. supraspinatus, M. infraspinatus
- **Sensibel:** Schulter- und Schultereckgelenk.

Folge bei Schädigung

- Erste 15° der ABD und AR im Schultergelenk ↓
- Atrophie der Mm. supra- et infraspinatus
- Sekundär Schmerzen im Schultergelenk.

12.2.5 N. pectoralis lateralis

Segment C5–C7

Funktion Motorisch.

Verlauf
Überkreuzt A. und V. axillaris ventral im Bereich des Trigonum deltoideopectorale, durchbohrt Fascia clavipectoralis.

Gehört zum Plexus brachialis (Pars supraclavicularis, ☞ Tab. 12.1).

Versorgungsgebiet
M. pectoralis major, mit einigen Fasern auch M. pectoralis minor.

12.2.6 N. pectoralis medialis

Segment C8–Th1

Funktion Motorisch.

Verlauf
- Zwischen A. und V. axillaris nach ventral
- durchbohrt Fascia clavipectoralis
- dringt in den M. pectoralis minor ein.

Gehört zum Plexus brachialis (Pars supraclavicularis, , ☞ Tab. 12.1).

Versorgungsgebiet
M. pectoralis minor, mit einigen Fasern M. pectoralis major.

12.2.7 Nn. Subscapulares

Segment C5–C7

Funktion Motorisch und sensibel.

Verlauf
Gehören zum Plexus brachialis (Pars supraclavicularis, ☞ Tab. 12.1).

Versorgungsgebiet
- **Motorisch:** M. subscapularis, gelegentlich M. teres major
- **Sensibel:** Schultergelenk.

12.2.8 N. thoracodorsalis

Segment C6–C8

Funktion Motorisch.

Verlauf
Am lateralen Skapularand entlang zum M. latissimus dorsi.
Gehört zum Plexus brachialis (Pars supraclavicularis, ☞ Tab. 12.1).

Versorgungsgebiet M. latissimus dorsi, M. teres major.

12.2.9 N. axillaris

Segment C5–C6

Funktion Motorisch und sensibel.

Verlauf
- Durch die laterale Achsellücke
- unter dem M. deltoideus um Collum chirurgicum des Humerus
- teilt sich in mehrere Äste auf:
  - Rr. musculares (motorisch)
  - N. cutaneus brachii lateralis superior (sensibel).

Gehört zum Plexus brachialis (Fasciculus posterior, ☞ Tab. 12.1).

Versorgungsgebiet
- **Motorisch:** M. teres minor, M. deltoideus
- **Sensibel:** laterale und dorsale Hautgebiete des Oberarms, Schultergelenk.

Folge bei Schädigung
- ABD im Schultergelenk ↓
- Sensibilitätsausfall lateral über dem M. deltoideus.

Besonderheiten
Besondere Gefährdung bei Luxationen des Schultergelenks und bei Oberarmfrakturen.

12.2.10 N. radialis

Segment C5–Th1

Funktion Motorisch und sensibel.

Verlauf

- Dorsal im Sulcus n. radialis humeri zwischen den beiden Köpfen des M. triceps brachii nach kaudal
- durchbricht distal das Septum intermusculare brachii laterale
- gelangt in der Tiefe zwischen M. brachioradialis und M. brachialis in die Ellenbeuge
- teilt sich vor dem Caput radii in Ramus profundus et superficialis
- gibt in seinem Verlauf verschiedene Äste ab (☞ Tab.12.2).

Gehört zum Plexus brachialis (Fasciculus posterior, ☞ Tab. 12.1).

Versorgungsgebiet

- **Motorisch:** M. triceps brachii, M. anconaeus, M. brachioradialis, M. extensor carpi radialis longus, M. supinator, M. extensor digitorum communis, M. extensor carpi radialis brevis, M. abductor pollicis longus, M. extensor carpi ulnaris, M. extensor digiti minimi, M. extensor pollicis longus, M. extensor pollicis brevis, M. extensor indicis, M. extensor digitorum communis
- **Sensibel:** Haut über der Streckseite des Ober- und Unterarms sowie dorsale Haut der Grund- und Mittelglieder der radialen 2 1/2 Finger.

Folge bei Schädigung

Untere Radialislähmung

In der Supinatorloge, nur Ramus profundus n. radialis betrofffen:

- Lähmung der Fingerextensoren, M. abductor pollicis longus, M. extensor carpi ulnaris
- EXT der Handgelenke ↓, mit radialer Deviation.

Mittlere Radialislähmung

Im Sulcus n. radialis humeri („Parkbanklähmung"):

- Zusätzlich Lähmung des M. supinator und M. brachioradialis
- Fallhand durch Ausfall der Extensoren der Hand
- Sensibilitätsausfall an der Radialseite des Handrückens.

Hohe Radialislähmung
In der Axilla („Krückenlähmung"):

- zusätzlich Ausfall des M. trizeps brachii, EXT im Ellenbogengelenk ↓↓
- Sensibilitätsstörungen an der Rückseite des Oberarms.

12

Tab.:12.2: Äste des N. radialis

	Funktion	Verlauf	Versorgungsgebiet
Rr. musculares	motorisch		M. triceps brachii, M. anconaeus, M. articularis cubiti, M. brachioradialis, M. extensor carpi radialis longus
R. profundus	motorisch	Durchsetzt den M. supinator und gelangt um den Radius herum auf die Streckseite	M. extensor carpi radialis brevis, M. extensor digitorum communis, M. extensor digiti minimi proprius, M. extensor carpi ulnaris, M. supinator, M. abductor pollicis longus, M. extensor pollicis brevis, M. extensor pollicis longus, M. extensor indicis
N. cutaneus brachii posterior	sensibel	Zweigt in der Achselhöhle ab	Haut der Dorsalseite des Oberarms
N. cutaneus brachii lateralis inferior	sensibel	Zweigt in der Achselhöhle ab	kaudaler lateraler Hautbezirk am Oberarm
N. cutaneus ante brachii posterior	sensibel	Geht im Sulcus n. radialis aus dem N. radialis hervor, zieht durch das Septum intermusculare brachii laterale	Haut über der radialen Unterarmstreckseite bis zum Handgelenk
N. interosseus antebrachii posterior	sensibel	Endast des R. profundus, erreicht auf der Membrana interossea antebrachii die Handgelenke	Periost der Unterarmknochen und des Handgelenks
R. superficialis	sensibel	Begleitet die A. radialis, läuft am Übergang des mittleren zum unteren Radiusdrittel unter dem M. brachioradialis zur Streckseite und zum Handrücken	Haut des Handrückens

Tab.:12.2: Äste des N. radialis			
	Funktion	**Verlauf**	**Versorgungsgebiet**
Nn. digitales dorsales	sensibel	Endäste des R. superficialis n. radialis	Grund- und Mittelglieder der radialen 2 1/2 Finger im dorsalen Bereich
R. communicans cum n. ulnaris		Verbindet den R. superficialis n. radialis mit dem R. dorsalis n. ulnaris	

12.2.11 N. musculocutaneus

Segment C5–C7

Funktion Motorisch und sensibel.

Verlauf

- Durchbohrt den M. coracobrachialis und gibt motorische Rr. musculares ab
- zwischen M. biceps brachii und M. brachialis an der lateralen Seite der Bizepssehne
- tritt unter die Haut und zieht als N. cutaneus antebrachii lateralis bis zum Handgelenk.

Gehört zum Plexus brachialis (Fasciculus posterior, ☞ Tab. 12.1).

Versorgungsgebiet

- **Motorisch:** M. biceps brachii, M. brachialis, M. coracobrachialis
- **Sensibel:** Haut der radialen Unterarmseite bis zum Daumenballen (durch N. cutaneus antebrachii lateralis), Schultergelenk.

Folge bei Schädigung

- Supination bei gebeugtem Ellenbogengekenk ↓
- FLEX des Ellenbogengelenks ↓
- FLEX (Anteversion) im Schultergelenk ↓.

12.2.12 N. medianus

Segment C6–Th1

Funktion Motorisch und sensibel.

Verlauf

- Entsteht aus lateral und medial der A. axillaris gelegener lateraler (Radix lateralis) und medialer Wurzel (Radix medialis)
- gemeinsam mit A. brachialis am Septum intermusculare brachii mediale entlang in die Ellenbeuge
- medial der A. brachialis unter der Aponeurosis m. bicipitis brachii zum Unterarm
- zwischen den beiden Köpfen des M. pronator teres hindurch in die Faszie zwischen oberflächlichen und tiefen Handbeugern zum Handgelenk
- medial der Sehne des M. flexor carpi radialis, unter dem Retinaculum flexorum durch den Karpaltunnel zur Hohlhand
- gibt in seinem Verlauf mehrere Äste ab (☞ Tab. 12.3).

Gehört zum Plexus brachialis (Fasciculi medialis et lateralis, ☞ Tab. 12.1).

Versorgungsgebiet

- **Motorisch:** M. pronator teres, M. flexor carpi radialis, M. flexor digitorum superficialis, M. flexor digitorum profundus (radialer Teil), M. flexor pollicis longus, M. pronator quadratus, M. abductor pollicis brevis, M. flexor pollicis brevis (Caput superficiale), M. opponens pollicis, Mm. lumbricales I und II
- **Sensibel:**
  - palmar: Haut der radialen 3 1/2 Finger
  - dorsal: Haut der 2 1/2 radialen Fingerendglieder
  - Ellenbogengelenk.

Folge bei Schädigung

- „Schwurhand“**:** Fehlende Beugung der Finger I–III im Endgelenk, weniger im Mittelgelenk, laterale Thenaratrophie, Daumen steht in ADD
- „Flaschenzeichen“**:** Umgreifen eines runden Gegenstands zwischen Daumen und Zeigefinger nicht möglich.

Besonderheiten

Gefährdet durch Karpaltunnelsyndrom: Chronische, selten akute Kompression des Nerven unter dem Retinaculum flexorum, führt zu vorwiegend nächtlichen Kribbelparästhesien in den Fingern I–IIII bis hin zu Dauerschmerz und Atrophie des lateralen Thenars.

Tab. 12.3: Äste des N. medianus

	Funktion	Verlauf	Versorgungsgebiet
Rr. musculares	motorisch		M. pronator teres, M. flexor carpi radialis, M. flexor digitorum superficialis, M. flexor digitorum profundus (radialer Teil), M. flexor pollicis longus, M. pronator quadratus
N. interosseus antebrachii anterior	Motorisch und sensibel	Zweigt distal des M. pronator teres ab, läuft auf der Membrana interossea antebrachii zum M. pronator quadratus	Motorisch: M. pronator quadratus, M. flexor pollicis longus, M. flexor digitorum profundus (radialer Teil) Sensibel: Periost der Unterarmknochen, Handgelenk
R. palmaris n. mediani	sensibel	Tritt über dem Handgelenk durch die Faszie	Haut des Daumenballens und der radialen Hohlhand
R. communicans cum n. ulnari		verbindet den N. medianus oder seine Zweige mit dem R. superficialis n. ulnaris auf den langen Beugesehnen der Hohlhand	
Nn. digitales palmares communes I–III	Motorisch und sensibel		Motorisch: Mm. lumbricales I und II, M. abductor pollicis brevis, M. flexor pollicis brevis (Caput superficiale), M. opponens pollicis
Nn. digitales palmares proprii	sensibel	Endäste der Nn. digitales palmares communes I–III	palmar Haut der radialen 31/2 Finger, dorsal Haut der 21/2 radialen Fingerendglieder

12.2.13 N. ulnaris

Segment C8–Th1

Funktion Motorisch und sensibel.

Verlauf

- Auf der medialen Seite des Oberarms dorsal des Septum intermusculare brachii medialis zum Sulcus n. ulnaris an der Unterseite des Epicondylus medialis humeri
- zwischen Caput humerale und Caput ulnare des M. flexor carpi ulnaris zur Beugeseite des Unterarms
- unter dem M. flexor carpi ulnaris in der ulnaren Gefäßnervenstraße zum Handgelenk
- gibt in seinem Verlauf mehrere Äste ab (☞ Tab.12.4).

Gehört zum Plexus brachialis (Fasciculus medialis, ☞ Tab. 12.1).

Versorgungsgebiet

- **Motorisch:** M. flexor digitorum profundus (ulnarer Teil), M. flexor carpi ulnaris, M. flexor pollicis brevis (Caput profundum), M. adductor pollicis, Mm. lumbricales III und IV, Mm. interossei palmares I–III, Mm. interossei dorsales I–IV, M. abductor digiti minimi, M. flexor digiti minimi brevis, M. opponens digiti minimi, M. palmaris brevis
- **Sensibel:**
  - Palmar: ulnare 1 1/2 Finger
  - dorsal: ulnare 2 1/2 Finger.

Folge bei Schädigung

Ulnaris-Rinnen-Syndrom: Schädigung des Nerven im Sulcus n. ulnaris (z.B. aufgrund falscher Lagerung, Ellenbogenfrakturen- oder luxationen).

- „Krallenhand" (Überstreckung der Fingergrundgelenke bei gleichzeitiger FLEX der Mittel- und Endgelenke, besonders des 4. und 5. Fingers)
- Daumen- und Kleinfingerballenatrophie
- Einsinken der Zwischenfingerräume zwischen den Mittelhandknochen
- ABD und ADD des 2.–5. Fingers ↓
- ulnare ABD ↓
- ADD des Daumens ↓
- FLEX der Endgelenke des 4. und 5. Fingers ↓
- sensible Ausfälle (☞ Tab. 12.4).

Loge de Guyon-Syndrom: Kompression des Nerven unter dem Ligamentum carpi palmare, z.B. durch Trauma, arthrogene Veränderungen, Lipom oder Ganglion.

- (☞ Ulnaris-Rinnen-Syndrom)
- Ulnarabduktion, FLEX der Endgelenke des 4. und 5. Fingers und u.U. Sensibilität erhalten.

Tab. 12.4: Äste des N. ulnaris

	Funktion	Verlauf	Versorgungsgebiet
Rr. musculares	motorisch		M. flexor carpi ulnaris, M. flexor digitorum profundus (ulnarer Teil)
R. dorsalis n. ulnaris	sensibel	Zweigt am Übergang vom mittleren zum distalen Unterarmdrittel ab, läuft unter dem M. flexor carpi ulnaris zum Handrücken, anastomosiert mit dem R. superficialis n. radialis und gibt die Nn. Digitales dorsales ab	
Nn. digitales dorsales	sensibel		dorsal ulnare 2 1/2 Finger im Bereich der Grund- und Mittelglieder
R. palmaris n. ulnaris	sensibel	Zweigt am Unterarm ab	ulnare Beugeseite des Handgelenks, Kleinfingerballen
R. superficialis	motorisch	anastomosiert mit dem N. digitalis palmaris communis III aus dem N. medianus, teilt sich Nn. digitales palmares communes und Nn. digitales palmares proprii	M. palmaris brevis
Nn. digitales palmares communes et -proprii	sensibel		palmar ulnare 1 1/2 Finger, dorsal Endglieder der ulnaren 1 1/2 Finger

12

Tab. 12.4: Äste des N. ulnaris			
	Funktion	Verlauf	Versorgungsgebiet
R. profundus	motorisch	dringt zwischen M. flexor digiti minimi brevis und M. abductor digiti minimi mit Ast der A. ulnaris unter die Beugesehnen, bildet einen Nervenbogen parallel zum tiefen arteriellen Hohlhandbogen	M. flexor digit minimi brevis, M. abductor digiti minimi, M. opponens digiti minimi, Mm. interossei palmares et dorsales, Mm. lumbricales III und IV, M. aductor pollicis, M. flexor pollicis brevis (Caput profundum)

12

12.2.14 N. cutaneus brachii medialis

Segment C8–Th1

Funktion Sensibel.

Verlauf
- Mit den Vv. brachiales nach distal
- durchbricht die Oberarmfaszie und verästelt sich.

Gehört zum Plexus brachialis (Fasciculus medialis, ☞ Tab. 12.1).

Versorgungsgebiet Haut an der medialen Seite des Oberarms.

Besonderheiten
Bildet Anastomosen mit dem N. intercostobrachialis aus dem 2. und 3. Interkostalnerven (☞ 14.2).

12.2.15 N. cutaneus antebrachii medialis

Segment C8–Th1

Funktion Sensibel.

Verlauf
- Medial der A. brachialis im Sulcus bicipitalis medialis
- durchbricht mit der V. basilica die Faszie
- teilt sich in Ramus anterior und Ramus posterior.

Gehört zum Plexus brachialis (Fasciculus medialis, ☞ Tab. 12.1).

Versorgungsgebiet
Volare und ulnare Seite des Unterarms bis zum Handgelenk.

Tab. 12.5: Schädigungen des Plexus brachialis

	Schädigungsmechanismus	Symptomatik
Obere Plexusparese C4–C6 (Duchenne-Erb)	• Zerrung, oft durch Motorradunfall • Geburtstrauma • iatrogene Druckschädigung	• ABD und AR im Schultergelenk ↓ • FLEX und Supination im Ellenbogengelenk ↓ • schlaff herabhängender, nach innen rotierter Arm • BSR und RPR ↓ oder nicht auslösbar • An-, oder Hypästhesie über dem M. deltoideus, an der Außenseite des Oberarms und dem radialen Unterarm bis zum Daumen
Mittlere Plexusparese C5, C6	• Zerrung, oft durch Motorradunfall, • iatrogene Druckschädigung • seltener Geburtstrauma	• EXT im Ellenbogengelenk ↓ • EXT der Hand- und Fingergelenke teilw. ↓ • TSR ↓ oder nicht auslösbar • An- oder Hypästhesie über der Dorsalseite des Unterarms, dem Handrücken und dem 2. und 3. Finger
Untere Plexusparese (C7) C8–Th1 (Klumpke-Dejerine)	• Zerrung, oft durch Motorradunfall, • iatrogene Druckschädigung • seltener Geburtstrauma	• Parese der kleinen Handmuskulatur • FLEX der Finger- und geringer auch Handgelenke ↓ • Krallenstellung aller Finger mit Überstreikkung in den Grundgelenken und FLEX der Mittel- und Endgelenke • Trömner-Reflex ↓ oder aufgehoben • An- oder Hypästhesie von der ulnaren Unterarm- und Handkante, einschließlich des 4. und 5. Fingers • Horner-Syndrom, trophische Störungen der Hand mit Hypo- und Anhidrose

13

Nerven der unteren Extremität

13.1 Hintere Äste

Rr. posteriores

Funktion Sensibel (☞ 15.1).

13.2 Vordere Äste

Rr. anteriores

13.2.1 N. ischiadicus

☞ 15.2.11

13.2.2 N. tibialis

Segment L4–S3

Funktion Motorisch und sensibel.

Verlauf

- Setzt nach Abspaltung des N. fibularis (peroneus) communis den Verlauf des N. ischiadicus nach distal fort
- zwischen den Köpfen des M. gastrocnemius, unter dem Sehnenbogen des M. soleus (Arcus m. solei) hindurch zwischen die oberflächlichen und tiefen Wadenmuskeln
- mit der A. tibialis posterior zum Malleolus medialis
- am Knöchel zwischen den Sehnen des M. flexor digitorum longus und M. flexor hallucis longus
- hinter dem Malleolus medialis unter dem Retinaculum flexorum zur Fußsohle
- gibt kleine Äste ab (☞ Tab. 13.1), bevor er sich am Innenknöchel in die Nn. plantaris medialis et lateralis (☞ 13.2.3, 13.2.4) aufteilt.

Versorgungsgebiet

Motorisch:

- M. gastrocnemius, M. soleus, M. plantaris, M. popliteus, M. tibialis posterior, M. flexor digitorum longus, M. flexor hallucis longus
- Versorgungsgebiet der Endäste der Nn. plantaris medialis et lateralis (☞ 13.2.3, 13.2.4).

Sensibel:
- Periost der Unterschenkelknochen, Sprunggelenkskapsel, Haut des lateralen Fußrandes bis zum Seitenrand der kleinen Zehe, Ferse medial und lateral
- Versorgungsgebiet der Endäste N. plantaris medialis et lateralis.

Folge bei Schädigung

Schädigung im Bereich der Fußsohle:

☞ N. plantaris medialis (13.2.3)

☞ N. plantaris lateralis (13.2.4).

Schädigung in Sprunggelenkshöhe:
- Hypästhesie der Fußsohle, Hypo- oder Anhidrose
- Schmerzen in der Fußsohle
- EXT der Zehengrundgelenke, FLEX der Mittel- und Endgelenke (Hammerzehenstellung).

Schädigung in Unterschenkelhöhe:

☞ Läsion auf Sprunggelenkshöhe

Zusätzlich Parese aller Zehenbeuger.

13

Schädigung in der Kniekehle:

☞ Läsion auf Unterschenkelhöhe
- Zusätzlich Inversion und Plantarflexion ↓ (Zehenstand unmöglich)
- Atrophie der Wade
- Hyp- oder Anästhesie des dorsalen Unterschenkels
- ASR und TPR ↓ oder nicht auslösbar.

Tab. 13.1: Äste des N. tibialis

	Funktion	Verlauf	Versorgungsgebiet
Rr. musculares	motorisch		M. gastrocnemius, M. soleus, M. plantaris, M. popliteus, M. tibialis posterior, M. flexor digitorum longus, M. flexor hallucis longus
N. cutaneus surae medialis	sensibel	• Zweigt vom N. tibialis in der Kniekehle ab • heißt nach der Vereinigung mit dem R. communicans peroneus N. suralis	☞ N. suralis

Tab. 13.1: Äste des N. tibialis			
	Funktion	**Verlauf**	**Versorgungsgebiet**
N. suralis	sensibel	• Verläuft distal lateral der V. saphena parva • gibt an die Fersenhaut die Rr. calcanei laterales ab • Endast ist der N. cutaneus dorsalis lateralis	• Lateraler Anteil der Ferse • lateraler Fußrücken • Außenkante des Fußes
Rr. calcanei laterales	sensibel	Äste des N. suralis	Lateraler Anteil der Ferse
N. cutaneus dorsalis lateralis	sensibel	Ast des N. suralis	Lateraler Fußrücken, Außenkante des Fußes
N. interosseus cruris	sensibel		Periost der Unterschenkelknochen, Syndesmosis tibiofibularis, oberes Sprunggelenk
Rr. calcanei mediales	sensibel		Medialer Anteil der Ferse

13.2.3 N. plantaris medialis

Funktion Motorisch und sensibel.

Verlauf
- Im Sulcus plantaris medialis zwischen M. abductor hallucis und M. flexor digitorum brevis nach distal
- gibt einzelne Äste ab.

Versorgungsgebiet
- **Motorisch (Rr. musculares):** M. abductor hallucis, M. flexor digitorum brevis, M. flexor hallucis brevis (Caput mediale), Mm. lumbricales I und II
- **Sensibel (Nn. digitales plantares communes et plantares proprii):** Haut der medialen Fußsohle und der Plantarseite der medialen 3 1/2 Zehen und ihres Nagelbereichs, Tarsal- und Metatarsalgelenke.

Folge bei Schädigung
- Neuralgiformer Schmerz der Fußsohle
- Hyp- oder Anästhesie im sensiblen Versorgungsgebiet

- Hallux valgus (ADD der Großzehe)
- Hammerzehenstellung (Überstreckung der Grundgelenke und FLEX der Mittel- und Endgelenke)
- Stabilität des Fußlängsgewölbes ↓.

13.2.4 N. plantaris lateralis

Funktion Motorisch und sensibel.

Verlauf

- Zwischen M. flexor digitorum brevis und M. quadratus plantae im Sulcus plantaris lateralis
- teilt sich in Ramus superficialis und R. profundus (☞ Tab. 13.).

Versorgungsgebiet

- **Motorisch:** M. abductor digiti minimi, M. quadratus plantae, M. flexor digiti minimi brevis, M. opponens digiti minimi, Mm. lumbricales II–IV, Mm. interossei plantares et dorsales, M. adductor hallucis (Caput obliquum), M. flexor hallucis brevis (Caput laterale)
- **Sensibel:** Haut der Plantarseite der lateralen 1 1/2 Zehen und ihres Nagelbereichs.

Folge bei Schädigung

- Neuralgiformer Schmerz der Fußsohle
- Hyp- oder Anästhesie im sensiblen Versorgungsgebiet
- Parese der Muskulatur des Kleinzehs
- Stabilität der Fußgewölbe ↓.

Tab. 13.2 Äste des N. plantaris lateralis

	Funktion	Verlauf	Versorgungsgebiet
R. profundus	motorisch	Zweigen im Sulcus plantaris lateralis ab	M. adductor hallucis (Caput obliquum), Mm. lumbricales III und IV, M. adductor hallucis (Caput obliquum), Mm. interossei plantares et dorsales des 1.–4. Intermetatarsalraumes
R. superficialis	Motorisch und sensibel	Teilt sich in die Nn. digitales plantares communes und die Nn. digitales plantares proprii auf	M. flexor digiti minimi brevis, M. opponens digiti minimi, Mm. interossei des 4. Intermetatarsalraumes

13.2.5 N. fibularis (peroneus) communis

N. fibularis communis

Segment L4–S2

Funktion Motorische und sensibel.

Verlauf

- Zieht in der Fossa poplitea am medialen Bizepsrand schräg nach kaudolateral zum Caput fibulae und umschlingt den Hals der Fibula
- teilt sich in der Peroneusloge in die Endäste N. peroneus profundus und N. peroneus superficialis
- gibt in seinem Verlauf außer den beiden Endästen weitere Äste ab (☞ Tab. 13.3).

Versorgungsgebiet

Motorisch:

- Caput breve des M. biceps femoris
- Versorgungsgebiete des N. fibularis (peroneus) profundus (☞ 13.2.6) und des N. fibularis (peroneus) superficialis (☞ 13.2.7).

Sensibel:

- Kniegelenkskapsel, Haut der Wade bis zum lateralen Knöchel, lateraler Fußrand und Fußrücken
- Versorgungsgebiete des N. fibularis (peroneus) profundus und des N. fibularis (peroneus) superficialis.

Folge bei Schädigung

- Leitsymptom ist der Steppergang mit Fallfuß
- Pes equinovarus: Dorsalextension des Fußes und der Zehen sowie der Pronation ↓
- Sensiblitätsstörung im 1. Interdigitalraum sowie dem Fußrücken und der Lateralseite des Unterschenkels.

Tab. 13.3: Äste des N. fibularis (peroneus) communis			
	Funktion	**Verlauf**	**Versorgungsgebiet**
Rr. articulares	sensibel		Kniegelenkskapsel
N. cutaneus surae lateralis	sensibel		Haut der Wade bis zum lateralen Knöchel
R. communicans peroneus	sensibel	Spaltet sich vom N. cutaneus surae lateralis oder vom N. peroneus communis ab, verbindet sich mit dem N. cutaneus surae medialis zum N. suralis	☞ N. suralis
R. muscularis	motorisch		Caput breve des M. biceps femoris (☞ 15.2.11)

13.2.6 N. fibularis (peroneus) profundus

Segment L4–S2

Funktion Motorisch und sensibel.

Verlauf

- Durchbricht das Septum intermusculare anterius cruris, gelangt in die Extensorenloge
- vor der Membrana interossea, unmittelbar lateral vom M. tibialis anterior zum Fußrücken
- gibt mehrere Äste ab.

Versorgungsgebiet

- **Motorisch** (Rr. musculares)**:** M. tibialis anterior, M. extensor digitorum longus, M. extensor hallucis longus, M. extensor digitorum brevis, M. extensor hallucis brevis
- **Sensibel** (Nn. digitales dorsales, hallucis lateralis et digiti secundi medialis): Haut des 1. Interdigitalraumes.

Folge bei Schädigung

- Ausfall der Extensoren
- Sensiblitätsausfall im 1. Interdigitalraum.

13.2.7 N. fibularis (peroneus) superficialis

Funktion Motorisch und sensibel.

Verlauf

- Liegt zwischen den Köpfen des M. fibularis (peroneus) longus, distal auf dem M. fibularis (peroneus) brevis, durchbricht hier die Unterschenkelfaszie und gibt folgende Äste ab (☞ Tab. 13.4).

Versorgungsgebiet

- **Motorisch:** Mm. fibularis (peroneus) longus et brevis
- **Sensibel:** Unterschenkel und Fußrücken bis ins Gebiet der 1.–3. Zehe, lateraler Fußrand, Zehenrücken mit Ausnahme des 1. Interdigitalraumes und der Außenseite der 5. Zehe.

Folge bei Schädigung Supinationsstellung des Fußes.

Besonderheiten

Vom N. fibularis (peroneus) superficialis kann ein N. fibularis (peroneus) tertius abgehen, so daß bei Läsion des N. peroneus profundus die Innervation des M. extensor digitorum brevis teilweise oder vollständig erhalten sein kann.

Tab. 13.4: Äste des N. fibularis (peroneus) superficialis

	Funktion	Verlauf	Versorgungsgebiet
Rr. musculares	motorisch		Mm. peronei longus et brevis
N. cutaneus dorsalis medialis	sensibel	Durchbricht Fascia cruris gemeinsam mit N. cutaneus dorsalis intermedius	Fußrücken, einschließlich des medialen Fußrandes
N. cutaneus dorsalis intermedius	sensibel		Lateraler Fußrand
Nn. digitales dorsales pedis	sensibel	Endäste der Nn. cutanei dorsalis medialis et intermedius	Haut der Zehenrücken außer 1. Interdigitalraum und Außenseite der 5. Zehe

14

Nerven des Thorax

14.1 Hintere Äste

Rami posteriores

Funktion Motorisch und sensibel.

Verlauf
- Dicht an den Gelenkfortsätzen der Brustwirbel vorbei in die Loge des M. erector trunci
- teilt sich hier in Rami mediales et laterales.

Rr. mediales et laterales

Verlauf
- **Rami mediales:** Über M. multifidus schräg medialwärts zur autochthonen Rückenmuskulatur lateral der Dornfortsätze; Endast ist der sensible Ramus cutaneus medialis
- **Rami laterales:** Lateralwärts zur autochthonen Rückenmuskulatur, Endast ist der sensible Ramus cutaneus lateralis.

Versorgungsgebiet
- **Motorisch:** M. semispinalis cervicis, M. semispinalis thoracis, M. longissimus cervicis, M. longissimus thoracis, M. spinalis capitis, M. spinalis thoracis, M. iliocostalis thoracis, M. iliocostalis cervicis, M. multifidus, Mm. intertransversarii thoracis, Mm. rotatores thoracis, Mm. interspinales thoracis
- **Sensibel:** Rückenhaut im Thoraxbereich.

Folge bei Schädigung
Hyp- oder Anästhesie im sensiblen Versorgungsgebiet, Rückenmuskellähmung.

14.2 Vordere Äste

Rami anteriores

Nn. intercostales

Funktion Motorisch und sensibel.

Verlauf

- Gemeinsam mit A. und V. intercostalis am Rippenunterrand nach ventrolateral bis zum Sternum bzw. zur Linea alba
- liegen bis zu den Rippenwinkeln unter der Pleura parietalis in der Fascia endothoracica, hier Eindringen zwischen die Interkostalmuskeln (Nn. intercostales I–VI) bzw. den Bindegewebsraum zwischen M. transversus abdominis und M. obliquus internus abdominis (Nn. intercostales VII–XII)
- geben in ihrem Verlauf verschiedene Äste ab (☞ Tab. 14.1).

Versorgungsgebiet

- **Motorisch:** Mm. intercostales, Mm. levatores costarum, Mm. serrati posteriores, M. obliquus internus abdominis, M. obliquus externus abdominis, M. rectus abdominis, M. transversus thoracis, M. pyramidalis, M. transversus abdominis
- **Sensibel:** Brust- und Bauchwand, Pleura und Peritoneum (parietales Blatt).

Folge bei Schädigung

Sensiblitätsstörungen und Paresen meist erst bei Befall mehrerer Nerven:

- Hemithorakale bzw. hemiabdominelle Schmerzen, Parästhesien
- ventrale und dorsale radikuläre Sensibilitätsstörungen
- paradoxe Bewegungen der Bauchwand bei der Bauchpresse
- Kraft bei Rumpfbewegungen ↓
- Einsinken der Zwischenrippenräume
- Bauchhautreflexe ↓.

Besonderheiten

Äste aus Th1 und Th2 sind an der Bildung des Plexus brachialis (☞ 12.1) beteiligt.

Tab. 14.1: Äste der Interkostalnerven

	Funktion	Verlauf	Versorgungsgebiet
Rr. musculares	motorisch		• Mm. intercostales, Mm. levatores costarum, Mm. serrati posteriores, M. obliquus internus abdominis, M. obliquus externus abdominis, M. rectus abdominis, M. transversus thoracis, M. pyramidalis, M. transversus abdominis
Rr. cutanei laterales	sensibel	• Durchbrechen seitlich der Ursprungszacken des M. serratus anterior die Thoraxwand • teilen sich subkutan in dorsale und ventrale Äste auf	• Brust- und Bauchwand
Rr. cutanei anteriores	sensibel	Gelangen im Bereich des Brustbeins bzw. der Linea alba zur Haut	• Brust- und Bauchwand
Nn. intercostobrachiales	sensibel	Entstehen durch Verbindung der Rr. cutanei laterales der beiden ersten Interkostalnerven mit dem N. cutaneus brachii medialis	
Rr. mammarii laterales	sensibel	Ventrale Äste der Rr. cutanei laterales	• Brustdrüse
Rr. mammarii mediales	sensibel	Mediale Äste der Rr. cutanei anteriores	• Brustdrüse

15

Nerven des Lenden- und Kreuzbereichs

15.1 Hintere Äste

Rr. posteriores

Verlauf
Teilen sich in motorische Rr. mediales und überwiegend sensible Rr. laterales auf.

Rami mediales et laterales

Segment L1–L5, S1–S4

Funktion Motorisch und sensibel.

Verlauf
- An den Wirbelgelenken vorbei in die autochthone Rückenmuskulatur und darübergelegene Haut
- einige Rr. laterales als sensible Nn. clunium superiores (L1–L3) über die Crista iliaca hinweg zur Gesäßhaut
- einige Rr. laterales als Nn. clunium medii (S1–S3) zur Haut der medialen Gesäßgegend.

Versorgungsgebiet
- **Rr. mediales:** M. iliocostalis lumborum, M. longissimus thoracis, Mm. rotatores lumborum, M. multifidus, Mm. interspinales lumborum, Mm. intertransversarii lumborum
- **Rr. laterales:** Haut des Lumbosakralbereichs.

Besonderheiten
15
Pathologische Veränderungen an den Wirbelgelenken oder im Gebiet der autochtohnen Rückenmuskulatur (☞ Kap. 6) können zu Schmerzen führen.

15.2 Vordere Äste

Rr. anteriores

Funktion Motorisch und sensibel.

Verlauf
- Verlassen im Lumbalbereich den Wirbelkanal durch entsprechende Foramina intervertebralia
- ziehen im Sakralbereich durch Foramina sacralia anteriora
- der Kokzygealnerv (N. coccygeus) zieht durch Hiatus sacralis und Ligamenta sacrococcygea.

Versorgungsgebiet

- **Motorisch:** Beckenboden-, Hüft-, Oberschenkel-, Unterschenkel- und Fußmuskulatur
- **Sensibel:** Hüfte, Genital- und Analbereich, Ober- und Unterschenkel, Fuß.

Sie sind an der Bildung des Plexus lumbosacralis und Plexus coccygeus (☞ Tab. 15) beteiligt.

Plexus lumbosacralis

Plexus lumbalis und Plexus sacralis sind über die Fasern der Wurzel L4 miteinander verbunden und werden so als Plexus lumbosacralis zusammengefaßt. Auch der Plexus coccygeus gehört zum Plexus lumbosacralis.

Plexus lumbalis

- Rr. anteriores L1–L4
- geringe Beteiligung des 12. Thorakalnervs und des 4. Lumbalnervs.

Der Plexus lumbalis liegt vorwiegend zwischen der ventralen und dorsalen Ursprungsschicht des M. psoas major.

Plexus sacralis

- Rr. anteriores L5–S3
- Beteiligung aus L4 und S4.

Der Plexus sacralis liegt bedeckt von der Fascia pelvis auf dem M. piriformis im kleinen Becken.

15

Plexus coccygeus Rr. anteriores S4–Co1.

Tab 15.1: Plexus lumbosacralis

Plexus lumbalis	Plexus sacralis	Plexus coccygeus
N. iliohypogastricus	N. gluteus superior	Nn. anococcygei
N. ilioinguinalis	N. gluteus inferior	
N. cutaneus femoris lateralis	N. ischiadicus	
N. femoralis	N. cutaneus femoralis posterior	
N. genitofemoralis	N. pudendus	
N. obturatorius	Rr. musculares (Mm. gemelli, M. quadratus femoris, Mm. obturatores, M. piriformis, M. levator ani)	

15.2.1 Rami musculares

Segment Th12–L4

Funktion Motorisch.

Verlauf Gehören zum Plexus lumbalis (☞ Tab. 15.1).

Versorgungsgebiet
Mm. psoas major et minor, M. quadratus lumborum, Mm. intertransversarii lumborum, M. iliacus.

15.2.2 N. iliohypogastricus

Segment L1

Funktion Motorisch und sensibel.

Verlauf
- Durchdringt M. psoas major
- dorsal der Niere auf der ventralen Fläche des M. quadratus lumborum nach kaudolateral
- zwischen M. transversus abdominis und M. obliquus internus abdominis nach ventral
- durchbohrt medial der Spina iliaca anterior superior den M. obliquus internus abdominis
- erreicht zwischen M. obliquus internus abdominis und Aponeurose des M. obliquus externus abdominis Haut des äußeren Leistenrings
- gibt in seinem Verlauf verschiedene Äste ab (☞ Tab. 15.2).

Gehört zum Plexus lumbalis (☞ Tab. 15.1).

Versorgungsgebiet
- **Motorisch:** M. transversus abdominis, M. obliquus internus abdominis, M. obliquus externus abdominis
- **Sensibel:** Haut im Bereich der Hüfte, oberhalb Leistenkanal und Mons pubis.

Tab. 15.2: Äste des N. iliohypogastricus

	Funktion	Verlauf	Versorgungsgebiet
Rr. musculares	motorisch	Zweigen im Nervenverlauf ab	M. transversus abdominis, M. obliquus internus abdominis, M. obliquus externus abdominis
Ramus cutaneus lateralis	sensibel		Haut der Hüfte
Ramus cutaneus anterior	sensibel	Zieht zur Haut der Leistenregion	Haut oberhalb Leistenkanal und Mons pubis

Folgen bei Schädigung

- Sensiblitätsstörung (☞ Tab. 15.2) und neuralgiformer Leistenschmerz
- bei gleichzeitiger Läsion des N. ilioinguinalis Bauchwandparese mit Vorwölbung der unteren Bauchwandanteile im Stehen und bei abdominal Druckerhöhung.

15.2.3 N. ilioinguinalis

Segment L1

Funktion Motorisch und sensibel.

Verlauf

- Kaudal vom N. iliohypogastricus über M. quadratus lumborum
- durchbricht M. transversus abdominis
- unter dem Samenstrang in den Leistenkanal, den er durch den äußeren Leistenring wieder verläßt
- gibt in seinem Verlauf verschiedene Äste ab.

Gehört zum Plexus lumbalis (☞ Tab. 15.1).

Versorgungsgebiet

- **Motorisch (Rr. musculares):** M. transversus abdominis, M. obliquus internus abdominis, M. obliquus externus abdominis
- **Sensibel (Nn. scrotales/labiales anteriores):** Haut der Leistengegend, mediale Oberschenkelinnenseite, bei Männern Peniswurzel und Skrotum (Nn. scrotales anteriores), bei Frauen Labia majora, Mons pubis und Praeputium clitoridis (Nn. labiales anteriores.

Folgen bei Schädigung

- Brennender neuralgiformer Schmerz im Leisten-, medialen Oberschenkel- und Genitalbereich mit Zunahme bei Hüftstreckung
- Sensibilitätsdefizit im Versorgungsgebiet
- selten partieller Ausfall der Bauchwandmuskulatur.

15.2.4 N. genitofemoralis

Segment L1–L2

Funktion Motorisch und sensibel.

Verlauf

- Durchbohrt M. psoas major, läuft auf Vorderfläche kaudalwärts
- teilt sich in 2 Äste:
  - Ramus genitalis
  - Ramus femoralis.

Gehört zum Plexus lumbalis (☞ Tab. 15.1).

Versorgungsgebiet

- **Motorisch:** M. cremaster
- **Sensibel:** Tunica dartos, bei Männern Haut des Skrotums, bei Frauen Haut der Labia majora, Oberschenkelhaut in der Umgebung des Hiatus saphenus.

Folgen bei Schädigung

- Neuralgiformer Schmerz in der Leiste bis ins Genitale ausstrahlend
- Sensiblitätsstörung im Versorgungsgebiet
- Cremasterreflex ↓ oder nicht auslösbar.

Besonderheiten

Bei Uretersteinkolik können Schmerz ins Versorgungsgebiet des N. genitofemoralis auftreten, da der Nerv die Ureter unterkreuzt.

Ramus genitalis

Funktion Motorisch und sensibel.

Verlauf

Über die Vasa iliaca hinweg, im Samenstrang (Funiculus spermaticus) durch den Leistenkanal.

Versorgungsgebiet ☞ N. genitofemoralis

Ramus femoralis

Funktion Sensibel.

Verlauf Lateral der A. femoralis durch Lacuna vasorum.

Versorgungsgebiet

Oberschenkelhaut in der Umgebung des Hiatus saphenus.

15.2.5 N. cutaneus femoris lateralis

Segment L2, L3

Funktion Sensibel.

Verlaul

- Schräg über M. iliacus, von dessen Faszie bedeckt
- 1 cm medial der Spina iliaca anterior superior durch Lacuna vasorum.

Gehört zum Plexus lumbalis (☞ Tab. 15.1).

Versorgungsgebiet Haut an der lateralen Seite des Oberschenkels.

Folgen bei Schädigung

- Rezidivierender, lageabhängiger Brennschmerz, Hyperpathie und Parästhesien an der Oberschenkelaußenseite, Zunahme bei gestrecktem Hüftgelenk
- umgekehrtes Lasègue-Zeichen, anfänglich Besserung bei Beugung des Beines
- später Sensiblitätsstörung und Dysästhesien an der ventralen und lateralen Seite des Oberschenkels, Druckschmerz medial der Spina iliaca anterior superior.

Besonderheiten

Liegt in rechter Körperhälfte hinter dem Caecum, in der linken hinter dem Colon descendens.

15.2.6 N. femoralis

Segment L1–L4

Funktion Motorisch und sensibel.

Verlauf

- Zwischen M. psoas und M. iliacus zur Lacuna musculorum
- durch diese lateral der Vasa femoralia in die Fossa iliopectinea
- teilt sich in der Fossa iliopectinea in mehrere Äste auf (☞ Tab. 15.3).

Gehört zum Plexus lumbalis (☞ Tab. 15.1).

Versorgungsgebiet

- **Motorisch:** M. iliopsoas, M. pectineus, M. sartorius, M. rectus femoris, M. vastus intermedius, M. vastus lateralis, M. vastus medialis, M. articularis genus
- **Sensibel:** Hüftgelenkskapsel, Oberschenkel anteromedial, Knie anteromedial, Unterschenkel und Fuß medial bis zum Metatarsophalangealgelenk I, Femurperiost ventral und Markhöhle.

Folgen bei Schädigung

Schädigung im Becken:

- FLEX und AR im Hüftgelenk, EXT im Kniegelen ↓
- „Einknicken" in den Kniegelenken beim Bergabgehen, Behinderung beim Treppensteigen
- PSR ↓ oder nicht auslösbar
- Sensibilitätsausfälle ventral am Oberschenkel, medial am Unterschenkel und am medialem Fußrand
- Leistenschmerz.

Schädigung in der Leiste:

☞ Schädigung im Becken, EXT im Hüftgelenk nicht beeinträchtigt.

Tab. 15.3: Äste des N. femoralis

	Funktion	Verlauf	Versorgungsgebiet
Rr. musculares	motorisch		Mm. iliopsoas, pectineus, sartorius, rectus femoris, vastus lateralis, vastus medialis, vastus intermedius
Rr. cutanei anteriores	sensibel	• Durchbrechen Fascia lata • ziehen in die Haut	Ventrolateraler Oberschenkel, Bereich des Kniegelenks
N. saphenus	sensibel	• Lateral der A. femoralis in Adduktorenkanal • unterkreuzt A. femoralis, medial von ihr nach kaudal • durchbricht Membrana vastoadductoria, zwischen M. vastus medialis und M. sartorius • zur medialen Kniegelenksgegend, mit V. saphena magna • zum medialen Rand des Fußes • tielt sich in R. infrapatellaris und Rr. cutanei cruris mediales	(☞ R. infrapatellaris, Rr. cutanei cruris medialis)
R. infrapatellaris	sensibel	Durchsetzt M. sartorius, bogenförmig unterhalb Kniescheibe	Ventrolateral im Bereich des Kniegelenks
Rr. cutanei cruris mediales	sensibel		Mediale Fläche von Unterschenkel und Fuß

15

15.2.7 N. obturatorius

Segment L2–L4

Funktion Motorisch und sensibel.

Verlauf

- Am medialen Rand des M. psoas major lateral vom Ureter kaudalwärts
- unterkreuzt die Vasa iliaca communia
- durch den Canalis obturatorius zur medialen Gruppe der Oberschenkelmuskeln
- Teilung in durch M. adductor brevis getrennten Ramus anterior und Ramus posterior (☞ Tab. 15.4).

Gehört zum Plexus lumbalis (☞ Tab. 15.1).

Versorgungsgebiet

- **Motorisch:** M. adductor brevis, M. adductor longus, M. gracilis, M. pectineus, M. obturator exterus, M. adductor magnus
- **Sensibel:** Oberschenkel- und Kniegelenksinnenfläche, Hüft- und Kniegelenkskapsel, Periost der Femurrückseite und Markhöhle.

Folgen bei Schädigung

- Schmerz im Bereich des Hüftgelenks und medial am Oberschenkel bis zum Knie, Zunahme bei Belastung des Beines
- ADD im Hüftgelenk ↓ (inkomplette Parese, da Adduktorengruppe durch N. femoralis und N. ischiadicus mitversorgt wird); betroffenes Bein kann nicht mehr über das andere geschlagen werden
- Sensibilitätsstörungen medial am Oberschenkel bis zum Knie
- ADR ↓
- Zirkumduktion des betroffenen Beines beim Gehen.

Besonderheiten

Schmerzausstrahlung zum medialen Oberschenkel und Kniegelenk bei pathologischen Prozessen am Ovar und bei Obturatoriushernien.

15

Tab. 15.4: Äste des N. obturatorius

	Funktion	Verlauf	Versorgungsgebiet
R. anterior	motorisch und sensibel	Endast ist der sensible R. cutaneus	• Motorisch: Mm. adductor brevis, longus, gracilis, pectineus • Sensibel: medialer Oberschenkel und Kniegelenk, Hüftgelenkskapsel
R. posterior	motorisch und sensibel		• Motorisch: M. obturator externus, M. adductor magnus • Sensibel: Knie- und Hüftgelenkskapsel

15.2.8 N. gluteus superior

Segment L4–S1

Funktion Motorisch.

Verlauf
Durch das Foramen suprapiriforme zwischen M. gluteus medius et minimus zum M. tensor fasciae latae.
Gehört zum Plexus sacralis (☞ Tab. 15.1).

Versorgungsgebiet
M. gluteus medius, M gluteus minimus, M. tensor fasciae latae.

Folgen bei Schädigung
- ABD im Hüfgelenk ↓
- Stabilität des Beckens im Stand (Spielbeinphase) ↓
- Trendelenburg-Phänomen: Abkippen des Beckens zur gesunden Seite im Stand auf dem betroffenen Bein.

Besonderheiten Gefährdet durch fehlerhafte i.m.-Injektion.

15.2.9 N. gluteus inferior

Segment L5–S2

Funktion Motorisch.

Verlauf
Verläßt Becken durch das Foramen infrapiriforme.
Gehört zum Plexus sacralis (☞ Tab. 15.1).

Versorgungsgebiet M. gluteus maximus.

Folgen bei Schädigung
- EXT im Hüftgelenk ↓
- Aufrichten aus dem Sitzen oder Treppesteigen ↓.

15.2.10 N. cutaneus femoralis posterior

Segment S1–S3

Funktion Sensibel.

Verlauf
- Gemeinsam mit dem N. ischiadicus durch Foramen infrapiriforme
- gibt am Unterrand des M. gluteus medius Nn. clunium inferiores und Rami perineales ab

- in der Mitte des Oberschenkels zwischen M. biceps femoris und M. semitendinosus subfaszial nach kaudal
- durchbricht in Höhe des Kniegelenks die Faszie
- mit V. saphena parva am Unterschenkel nach kaudal.

Gehört zum Plexus sacralis (☞ Tab. 15.1).

Versorgungsgebiet
Gesäßhaut, Dammgegend, Schambereich, Oberschenkelrückseite, Kniekehle.

Folgen bei Schädigung Sensibilitätsstörungen im Versorgungsgebiet.

15.2.11 N. ischiadicus

Segment L4–S3

Funktion Motorisch und sensibel.

Verlauf
- Durch das Foramen infrapirifome, bedeckt von M. gluteus maximus über M. obturatorius internus, Mm. gemelli und M. quadratus femoris hinweg
- zwischen den tibialen und fibularen Flexoren des Oberschenkels unter langem Bizepskopf nach distal
- teilt sich am Übergang vom mittleren zum distalen Oberschenkeldrittel in die Endäste N. tibialis (☞ 13.2.2) und N. peroneus communis (☞ 13.2.5)
- gibt in seinem Verlauf weitere kleine Äste ab (☞ Tab. 15.5).
- Gehört zum Plexus sacralis (☞ Tab. 15.1).

Versorgungsgebiet
Motorisch:
- Mm. gemelli superior et inferior, M. obturator internus, M. quadratus femoris, M. semitendinosus, M. semimembranosus, M. biceps femoris (Caput longum et brevis), M. adductor magnus
- über die Hauptäste N. tibialis (☞ 13.2.2) und N. peroneus communis (☞ 13.2.5) und deren Verzweigungen (☞ 13.2.6, 13.3.7) Unterschenkel- und Fußmuskeln.

Sensibel:
- Hüftgelenkskapsel, Periost des Tuber ischiadicum und des Trochanter major, Kniegelenkskapsel
- über die Hauptäste N. tibialis und N. peroneus communis und deren Verzweigungen Haut des Unterschenkels und des Fußes.

Folge bei Schädigung

- AR im Hüftgelenk ↓
- FLEX im Kniegelenk ↓
- Ausfallerscheinungen der Endäste (☞ Kap. 13).

Besonderheiten

- Der M. biceps femoris wird entweder vom N. ischiadicus oder durch den N. tibialis (Caput longum) und den N. peroneus communis (Caput breve) versorgt
- aufgrund seines Verlaufs ist der N. ischiadicus bei Injektionen in die Glutealmuskulatur und bei tiefenwirksamen Massagegriffen im iliosakralen Bereich besonders gefährdet.

Tab. 15.5: Äste des Stammes des N. ischiadicus

	Funktion	Versorgungsgebiet
Rr. musculares	motorisch	Mm. gemelli, M. obturator internus, M. quadratus femoris, M. semitendinosus, M. semimembranosus, M. adductor magnus, M. biceps femoris
Rami periostales	sensibel	Periost des Tuber ischiadicum und des Trochanter major
Ramus articularis coxae	sensibel	Hüftgelenkskapsel
Rami articulares genus	sensibel	Kniegelenkskapsel

15.2.12 N. pudendus

15

Segment S1–S4

Funktion Motorisch und sensibel.

Verlauf

- Zusammen mit den Vasa pudenda interna, N. ischiadicus, N. cutaneus femoris posterior, N. gluteus inferior und A. und V. glutaea inferior aus dem Foramen ischiadicum majus durch das Foramen infrapiriforme nach außen
- biegt um das Lig. sacrospinale nach kaudal
- tritt durch das Foramen ischiadicum minus wieder ins Becken ein
- in der lateralen Wand der Fossa ischiorectalis zusammen mit den Vasa pudenda interna im Canalis pudendalis entlang dem unteren Schambeinast nach ventral
- gibt mehrere Zweige zum Rektum und zur Beckenbodenmuskulatur ab und endet bei Männern als N. dorsalis penis, bei Frauen als N. dorsalis clitoridis im äußeren Genitale.

Gehört zum Plexus sacralis (☞ Tab. 15.1).

Versorgungsgebiet

- **Motorisch:** M. coccygeus, M. sphincter ani externus, M. transversus perinei profundus, M. sphincter urethrae, M. compressor urethrae, M. sphincter urethrovaginalis, M. transversus perinei superficialis, M. ischiocavernosus, M. bulbospongiosus
- **Sensibel:** Haut des Perineums, unterer Teil des Rektums, Harnblasengrund, Urethra, äußere Geschlechtsorgane.

Folge bei Schädigung

- Störung der Blasenentleerung (Harnretention)
- Funktionsstörungen des Analsphinkters und/oder Potenzstörungen bei beidseitiger Läsion immer, bei einseitiger Läsion in variablem Umfang
- perianale Sensibilitätsstörung
- Analreflex ↓ oder nicht auslösbar.

Besonderheiten

Der N. pudendus wird von zahlreichen vegetativen Nervenfasern begleitet (☞ Kap. 17).

15.2.13 Nn. ancoccygei

Segment S5–Co1

Funktion Sensibel.

Verlauf

- Auf der ventralen Fläche des M. coccygeus
- durchbohren ihn oder gelangen an seinem unteren Rand vorbei zur Haut über dem Steißbein und zwischen Steißbeinspitze und Anus.

Gehören zum Plexus coccygeus (☞ Tab. 15.1).

Versorgungsgebiet

Schmaler Hautstreifen zwischen Steißbeinspitze und Anus.

Tab. 15.6: Schädigungen des Plexus lumbosacralis

	Schädigungs-mechanismus	Symptomatik
Plexus lumbosacralis Th12/L1–S5	• Tumor (durch Infiltration oder Verdrängung) • Druckschädigung durch retroperineale Hämatome • Trauma (Wirbelfrakturen, Hämatom) • Aneurysma der Bauchaorta	• Parese der gesamten Hüft-, Gesäß- und Beinmuskulatur • PSR, ADR, TPR und ASR ↓ oder nicht auslösbar • An-, oder Hypästhesie im Bereich des gesamten Beines • An oder Hypohidrose im Bereich des gesamten Beines.
Plexus lumbalis Th12/L1–L3/L4	• ☞ Plexus lumbosacralis • Trauma (Flankentrauma, Hyperextension der Hüfte)	• FLEX und ABD des Hüftgelenks ↓ • EXT des Kniegelenks ↓ • PSR und ADR ↓ oder nicht auslösbar • An- oder Hypästhesie über dem ventralen, medialen und lateralen Oberschenkel und medialen Unterschenkel
Plexus sacralis L4–S5	• Beckentumor • Trauma (Beckenfraktur, -kompression) • iatrogene Druckschädigung bei Eingriffen im Bereich des Hüftgelenks • Druckschädigung durch Mißverhältnis kindl. Kopf - kl. Becken während SS oder Geburt	• Rotation, EXT und ABD des Hüftgelenkes ↓ • FLEX des Kniegelenkes ↓ • Parese der gesamten Unterschenkel- und Fußmuskulatur • TPR und ASR ↓ oder aufgehoben • An- oder Hypästhesie anogenital, über dorsalem Oberschenkel und ges. Unterschenkel außer medialem Fußrand • An oder Hypohidrose im Bereich des Fußes mit Temperaturerhöhung bei Grenzstrangbeteiligung

15

Häufig überwiegt eine Läsion des peronealen Anteils des N. ischiadicus (☞ 15.2.5)

16

Hirnnerven

I Nn. olfactorii

Riechnerv

Funktion Sensorisch.

Verlauf
- Sinneszellen der Regio olfactoria der Nasenschleimhaut senden ihre Neuriten als Nn. olfactorii durch die Lamina cribrosa in die Schädelhöhle, die Neuriten enden im Bulbus olfactorius (primäres olfaktorisches Zentrum)
- Verschaltung mit Mitralzellen des Bulbus olfactorius, deren Neuriten den Tractus olfactorius, basal am Frontallappen gelegen, bilden
- weiter zu Kernen im Gebiet des Tractus olfactorius und sekundären olfaktorischen Zentren.

Versorgungsgebiet
Sinnesepithel der lateralen und septalen Nasenwand (Regio olfactoria).

Folge bei Schädigung Anosmie

Besonderheiten
Sinneszellen der Riechschleimhaut besitzen als einzige Neurone lebenslange Regenerationsfähigkeit.

II N. opticus

Sehnerv

Funktion Sensorisch.

Verlauf
- Vom Bulbus oculi (Augapfel) durch den Canalis opticus zum Chiasma opticum (Sehnervenkreuzung) an der Hirnbasis, Fasern der nasalen Hälfte der Retina kreuzen zur Gegenseite, Fasern der temporalen Retinahälfte verlaufen ungekreuzt
- weiter als Tractus opticus zu subkortikalen Sehzentren und zur Sehrinde im Okzipitallappen (Hinterhauptlappen).

Versorgungsgebiet
Rezeptoren optischer Reize sind die Stäbchen und Zapfen der Netzhaut.

Folge bei Schädigung

- Durchtrennung des N. opticus führt zur Erblindung des betroffenen Auges
- Ausfall des Tractus opticus führt zur homonymen Hemianopsie (beidseitige Blindheit der jeweils rechten oder linken Gesichtsfeldhälften)
- Läsion der kreuzenden Fasern im Bereich des Chiasma opticum (z.B. durch Hypophysentumor) führt zur bitemporalen Hemianopsie (Ausfall der temporalen Gesichtsfeldhälften, auch als heteronyme Hemianopsie oder „Scheuklappenanopsie" bezeichnet).

Besonderheiten
Der N. opticus ist entwicklungsgeschichtlich gesehen ein Ausstülpung des Zwischenhirns (weiße Substanz) und daher von Dura mater, Arachnoidea und Pia mater umhüllt.

III N. oculomotorius

Funktion Motorisch und parasympathisch.

Verlauf

- Verläßt das Mittelhirn ventral zwischen den beiden Hirnschenkeln (Fossa interpeduncularis)
- nach ventral zur Sella turcica, hier Durchtritt durch die Dura mater und Eintritt in den Sinus cavernosus
- im Dach des Sinus cavernosus und anschließend in der Seitenwand nach ventral zur Fissura orbitalis superior
- durch die Fissura orbitalis superior aus der mittleren Schädelgrube in die Orbita (Augenhöhle)
- Aufteilung in oberen (R. superior) und unteren (R. inferior) Ast.

Tab. 16.1: Äste des N. oculomotorius			
	Funktion	**Verlauf**	**Versorgungsgebiet**
R. superior	motorisch		M. rectus superior, M. levator palpebrae superioris
R. inferior	motorisch und parasympathisch	R. inferior führt präganglionäre parasympathische Fasern zum Ganglion ciliare	motorisch: M. rectus inferior, M. rectus medialis, M. obliquus inferior
Radix oculomotoria	parasympathisch	zum Ganglion ciliare lateral vom N. opticus, wo die parasympathischen Fasern von prä- auf postganglionär umgeschaltet werden, weiter als 10–20 Nn. ciliares breves zu den Augenbinnenmuskeln	parasympathisch: M. ciliaris, M. sphinkter pupillae (Augenbinnenmuskeln)

Folge bei Schädigung

Komplette (äußere und innere) Okulomotoriuslähmung:

- Ptosis (Herabhängen des Oberlides)
- Bulbus nach außen abgewichen
- Pupille ist mydriatisch (geweitet) und lichtstarr
- Akkommodation (Naheinstellung) der Linse ist aufgehoben.

Äußere Okulomotoriuslähmung (Ophthalmoplegia externa):

- Ptosis
- Bulbus nach außen abgewichen
- autonome Innervation der Pupille und des Ziliarmuskels erhalten.

Innere Okulomotoriuslähmung (Ophthalmoplegia interna):

- Pupille ist mydriatisch (geweitet) und lichtstarr
- Akkommodation der Linse ist aufgehoben
- Beweglichkeit des Bulbus ist erhalten.

IV N. trochlearis

Funktion Motorisch.

Verlauf

- Verläßt als einziger Nerv den Hirnstamm dorsal, kaudal der Colliculi caudales
- innerhalb der Cisterna ambiens um die Hirnschenkel nach basal zwischen der A. cerebri posterior und A. cerebelli posterior superior
- durchdringt am vorderen Ansatz des Tentorium cerebelli die Dura mater

- in der lateralen Wand des Sinus cavernosus zwischen N. opticus und N. oculomotorius
- durch die Fissura orbitalis superior oberhalb des Anulus tendineus communis in die Orbita (Augenhöhle).

Versorgungsgebiet obliquus superior (☞ 9.6.6).

Folge bei Schädigung
Betroffener Bulbus steht in Primärposition etwas höher.

V N. trigeminus

Funktion Motorisch und sensibel.

Verlauf
- Verläßt den Hirnstamm am lateralen Rand der Pons mit einer dicken Radix sensoria und einer dünnen Radix motoria
- Radix motoria unterkreuzt Ganglion trigeminale und schließt sich im weiteren Verlauf dem N. mandibularis an
- Radix sensoria zieht zum Ganglion trigeminale; hinter dem Ganglion Aufteilung in die 3 Äste N. ophthalmicus, N. maxillaris und N. mandibularis.

V_1 N. ophthalmicus

Funktion Sensibel.

Verlauf
- Zieht durch die laterale Wand des Sinus cavernosus, über die Fissura orbitalis superior in die Orbita
- teilt sich in 4 Äste.

Tab. 16.2: Äste des N. ophtalmicus

	Verlauf	Versorgungsgebiet
Ramus tentorii	Geht in der Wand des Sinus cavernosus aus dem N. V1 ab	Dura und Leptomeningen bis zum Kleinhirnzelt, Sinus rectus, Sinus cavernosus
N. frontalis	• Unter dem Dach der Augenhöhle auf dem M. levator palpebrae superioris zum vorderen Augenhöhlendach • gibt Nn. supratrochlearis und supraorbitalis als Äste ab	☞ Nn. supratrochlearis, Nn. supraorbitalis
N. supratrochlearis	Zum medialen Augenwinkel	Haut im Bereich des medialen Lidwinkels

Tab. 16.2: Äste des N. ophtalmicus		
	Verlauf	**Versorgungsgebiet**
N. supraorbitalis	Durch das Foramen supraorbitale zur Haut der Stirn	Stirnhaut, Bindehaut des oberen Augenlids
N. lacrimalis	• im oberen Teil der Augenhöhle über den M. rectus lateralis zur Tränendrüse • erhält vom N. zygomaticus postganglionäre parasympathische Fasern aus dem Ganglion pterygo-palatinum für die Innervation der Tränendrüse	Tränendrüse, Haut des lateralen Augenwinkels
N. nasociliaris	• In der Augenhöhle zwischen N. opticus und M. rectus superior zum medialen Augenwinkel • gibt Nn. ethmoidales posterior et anterior, N. infratrochlearis und Nn. ciliares longi ab	☞ Nn. ethmoidales posterior, Nn. ethmoidales anterior, N. infratrochlearis, Nn. ciliares longi
Nn. ethmoidales posteriores	Durch das Foramen ethmoidale posterius	Schleimhaut der Siebzellen und der Keilbeinhöhle
Nn. ethmoidales anteriores	Durch durch das Foramen ethmoidale anterius und mit den Nn. olfactorii durch die Lamina cribrosa	Nasenhöhle und Nasenrückenhaut
N. infratrochlearis	Unterhalb der Trochlea des M. obliquus superior zum inneren Augenwinkel	Innerer Augenwinkel
Nn. ciliares longi	Lagern sich dem N. opticus an	Hornhaut, Iris, Corpus ciliare

Folge bei Schädigung
Hyp- oder Anästhesie entsprechend des Innervationsgebietes der vom Ausfall betroffenen Äste.

V_2 N. maxillaris

Funktion Sensibel.

Verlauf
Tritt durch das Foramen rotundum aus der mittleren Schädelgrube in die Fossa pterygopalatina und teilt sich in seine Endäste auf.

Tab. 16.3: Äste des N. maxillaris		
	Verlauf	**Versorgungsgebiet**
N. zygomaticus	• Von der Fossa pterygopalatina durch die Fissura orbitalis inferior zur lateralen Augenhöhlenwand • schickt Ast über den N. lacrimalis zur Tränendrüse • durch das Foramen zygomaticoorbitale ins Os zygomaticum	Tränendrüse, Haut über der Schläfe und dem Jochbein
N. infraorbitalis	• Durch die Fissura orbitalis inferior in die Augenhöhle, verläßt diese durch den Canalis infraorbitalis • durch das Foramen infraorbitale auf die Vorderseite des Gesichts • gibt Rr. alveolares superiores anteriores et posteriores und R. alveolaris superior medius ab	Unteres Augenlid, seitliche Nase, Oberlippe
Rr. alveolares superiores anteriores		Backen-, Eck- und Schneidezähne des Oberkiefers und entsprechendes Zahnfleisch
Rr. alveolares superiores posteriores	• Durch die Foramina alveolaria in die hintere Kieferhöhle • bilden zusammen mit R. alveolaris superior medius den Plexus dentalis superior	Obere Molare und entsprechendes Zahnfleisch
Nn. pterygopalatini	• In das Ganglion pterygopalatinum, wo sich sympathische und parasympatische Fasernanlagern • Aufteilung in die Nn. palatini und Nn. nasales	☞ Nn. palatini, Nn. nasales
Nn. palatini	• Durch den Canalis palatinum majus • Aufteilung in N. palatinus major, Nn. palatini minores und Nn. nasales posteriores superiores laterales et mediales	Glandulae palatinae
N. palatinus major	Verläßt den Canalis palatinum majus durch das Foramen palatinum majus	Gaumenschleimhaut
Nn. palatini minores	Verlassen den Canalis palatinum majus durch das Foramen palatinum minus	Tonsilla palatina, Uvula

Tab. 16.3: Äste des N. maxillaris		
	Verlauf	**Versorgungsgebiet**
Nn. nasales posteriores superiores laterales et mediales	Durch das Foramen sphenopalatinum	Oberer Teil des Schlundes, Gaumenschleimhaut
N. nasopalatinus	Vurch den Canalis incisivus (Ast der Rr. nasales posteriores superiores)	Vorderer Teil der Gaumenschleimhaut, Zahnfleisch der oberen Schneidezähne

Folge bei Schädigung
Hyp- oder Anästhesie entsprechend des Innervationsgebietes der vom Ausfall betroffenen Äste.

V_3 N. mandibularis

Funktion Motorisch und sensibel.

Verlauf
- Zieht mit der Radix motoria aus der Schädelhöhle durch das Foramen ovale in die Fossa infratemporalis
- teilt sich in einen vorderen und hinteren Stamm:
  - Aus dem vorderen Stamm gehen N. massetericus, N. buccalis, Nn. temporales profundi und Nn. pterygoideus lateralis et medialis hervor
  - Aus dem hinteren Stamm gehen N. auriculotemporalis, N. lingualis, N. sublingualis, N. alveolaris inferior, N. mentalis und N. mylohyoideus hervor.

16

Tab. 16.4: Äste des N. mandibularis			
	Funktion	**Verlauf**	**Versorgungsgebiet**
N. massetericus	motorisch	Durch die Incisura mandibulae	M. masseter
N. buccalis	sensibel	Zwischen den beiden Köpfen des M. pterygoideus lateralis und auf dem M. buccinator zur oberflächlichen Gesichtsgegend	• Wangen schleimhaut • Zahnfleisch • 2. Backenzahn, 1. Mahlzahn des Unterkiefers
Nn. temporales profundi	motorisch		M. temporalis

Tab. 16.4: Äste des N. mandibularis			
	Funktion	**Verlauf**	**Versorgungsgebiet**
N. pterygoideus lateralis	motorisch		M. pterygoideus lateralis
N. pterygoideus medialis	motorisch		M. pterygoideus medialis, M. tensor veli palatini, M. tensor tympani
N. auriculotemporalis	sensibel, parasympathisch	• Von postganglionären parasympatischen Fasern des N. glossopharyngeus begleitet, die zur Glandula parotis ziehen • umschlingt A. meningea media • dorsal zum Collum mandibulae • mit A. temporalis superficialis zur Schläfengegend	• sensibel: Haut der Schläfengegend, des äußeren Gehörs sowie des Trommelfells • parasympathisch: Glandula parotis
N. lingualis	sensibel	• Zwischen M. pterygoideus medialis und lateralis zum Mundboden • oberhalb der Gl. submandibularis • zwischen M. hypoglossus und M. genioglossus in die Zunge • im Bereich der Mm. pterygoidei lagert sich die Chorda tympani an, die Geschmacksfasern an den N. lingualis abgiebt	Glandula sublingualis, Mundschleimhaut
N. alveolaris inferior	sensibel und motorisch	• zwischen den Mm. pterygoidei zum Foramen mandibulae • durch den Canalis mandibulae • gibt N. mentalis und N. mylohyoideus ab	☞ Äste: • N. mentalis • N. mylohyoideus
N. mentalis	sensibel		• Zahnfleisch im Bereich der unteren Schneide- und Eckzähne • Kinn • Unterlippe
N. mylohyoideus	motorisch		M. mylohyoideus, Venter anterior des M. digastricus
kleine Äste (unbenannt)	motorisch		M. tensor tympani, M. tensor veli palatini

16

Folge bei Schädigung
- Hyp- oder Anästhesie im Innervationsgebiet der vom Ausfall betroffenen sensiblen Äste
- Ausfall der motorischen Trigeminusäste, die die Kaumuskulatur versorgen, führt zu Abweichen des Unterkiefers zur Seite der Schädigung
- Ausfall der den M. tensor tympani (spannt das Trommelfell) versorgenden Äste führt zu Hyperakusis.

VI N. abducens

Funktion Motorisch.

Verlauf
- Tritt zwischen Pons und Pyramis der Medulla oblongata aus dem Hirnstamm aus
- durchdringt die Dura mater am Clivus, kaudomedial der Spitze der Pars petrosa ossis temporalis
- durchzieht lateral der A. carotis interna den Sinus cavernosus und gelangt durch die Fissura orbitalis superior in die Orbita (Augenhöhle).

Versorgungsgebiet M. rectus lateralis.

Folge bei Schädigung Einwärtsschielen (Strabismus convergens).

VII N. facialis

Funktion Motorisch und parasympathisch.

Verlauf
- Verläßt gemeinsam mit dem N. intermedius und dem N. vestibulocochlearis den Hirnstamm im Kleinhirnbrückenwinkel
- durch den Porus acusticus internus in den Meatus acusticus internus (innerer Gehörgang)
- im Canalis n. facialis nach ventrolateral zum Hiatus canalis n. facialis und gibt N. petrosus major, N. stapedius, und Chorda tympani ab, biegt am äußeren Fazialisknie rechtwinklig nach dorsolateral
- unterhalb des lateralen Bogengangs und oberhalb vom ovalen Fenster weiter durch das Foramen stylomastoideum zur Glandula parotidea (Ohrspeicheldrüse)

- gibt unterhalb des Foramen stylomastoideum N. auricularis posterior, R. stylohyoideus und R. digastricus ab
- bildet in der Glandula parotidea den Plexus parotideus.

Oberer Faszialiskern (Fasern für die obere Gesichtshälfte, „Stirnast"): von den motorischen Rindenfeldern beider Hirnhälfte.
Unterer Faszialiskern (Fasern für die untere Gesichtshälfte): von den motorischen Rindenfeldern der kontralateralen Hirnhälfte.

Tab. 16.5: Äste des N. facialis

	Funktion	Verlauf	Versorgungsgebiet
N. petrosus major	parasympathisch	• Geht am äußeren Fazialisknie aus dem N. intermedius hervor • verläßt an der Vorderseite der Felsenbeinpyramide den Canalis n. facialis • tritt durch das Foramen lacerum und vereinigt sich mit dem sympathischen N. petrosus profundus • durch den Canalis pterygoideus in die Fossa pterygopalatina (Flügelgaumengrube) • Umschaltung der präganglionären Fasern auf postganglionäre Fasern im Ganglion pterygopalatinum, • in Begleitung des N. zygomaticofacialis und des N. lacrimalis zur Tränendrüse und über Rr. nasales posteriores und Nn. palatini zu den Gll. nasales et palatinae	Glandula lacrimalis (Tränendrüse), Glandulae palatinae (Gaumendrüsen), Glandulae nasales (Nasendrüsen)
N. stapedius	motorisch	Verläßt den N. facialis innerhalb des Canalis n. facialis	M. stapedius
Chorda tympani	parasympathisch sekretorisch),sensorisch	• Verläßt kurz oberhalb des Foramen stylomastoideum den N. intermedius • in der Paukenhöhle zwischen Hammer und Amboß zur Fissura petrotympanica, hier Austritt aus der Paukenhöhle, • mit dem N. lingualis zum Ganglion submandibulare, wo die Nervenfasern von prä- auf postganglionär umgeschaltet werden	• sekretorisch: Glandula submandibularis, Glandula sublingualis • sensorisch: Geschmacksfasern aus den vorderen 2/3 der Zunge

Tab. 16.5: Äste des N. facialis			
	Funktion	**Verlauf**	**Versorgungsgebiet**
N. auricularis posterior	motorisch		Venter occipitalis des M. occipitofrontalis, Mm. auriculares anterior, posterior et superior
R. stylohyoideus	motorisch		M. stylohyoideus
R. digastricus	motorisch		Venter posterior des M. digastricus
Plexus parotideus	motorisch		Venter frontalis m. occipitalis, Venter occipitalis m. occipitofrontalis, M. temporoparietali, M. corrugator supercilii,M. orbicularis oculi, M. procerus, M. nasalis, M. orbicularis oris, M. levator labii superioris, M. levator labii superioris aleque nasi, M. zygomaticus major, M. zygomaticus minor, M. levator anguli oris, M. risorius, M. buccinator, M. depressor anguli oris, M. depressor labii inferioris, M. mentalis
R. colli	motorisch	bildet Anastomose mit N. transversus colli (☞ 11.2.3)	Platysma

16

Folge bei Schädigung

Periphere Fazialisparese:

- Schlaffe Lähmung der mimischen Muskulatur der betroffenen Gesichtsseite
- Geschmacksempfindungsstörung der vorderen 2/3 der Zunge

- Hyperakusis
- Tränen- und Speichelsekretion ↓.

Zentrale Fazialisparese:

- ☞ periphere Fazialisparese
- da der Stirnast von beiden Hemisphären innerviert wird, ist die Innervation der Stirnmuskulatur erhalten.

VIII N. vestibulocochlearis

Funktion Sensorisch.

Verlauf

- Verläßt mit dem N. facialis und dem N. intermedius den Hirnstamm im Kleinhirnbrückenwinkel und tritt mit diesen Nerven durch den Porus acusticus internus in den Meatus acusticus internus ein
- teilt sich in Pars vestibularis (Gleichgewichtsnerv) und Pars cochlearis (Hörnerv)
  - **Pars vestibularis:** bildet noch im Meatus acusticus internus das Ganglion vestibulare und teilt sich in die Äste auf, die zu Sacculus, Utriculus und Ampulle des Bogengangs ziehen
  - **Pars cochlearis:** bildet das an der Schnecke liegende Ganglion spirale und endet an den Sinneszellen des Cortischen Organs.

Versorgungsgebiet

- **Pars vestibularis:** Sinneszellen des Utriculus, Ampullae der Bogengänge, Organum spirale
- **Pars cochlearis**: Sinneszellen des Cortischen Organs.

Folge bei Schädigung

- **Pars vestibularis:** Gleichgewichtsstörungen mit Nystagmus, Schwindel, Übelkeit und Erbrechen
- **Pars cochlearis:** Hörstörungen.

IX N. glossopharyngeus

Funktion Sensibel, sensorisch, motorisch, parasympathisch.

Verlauf

- Tritt mit dem N. vagus und dem N. accessorius aus dem Hirnstamm aus

- verläßt die hintere Schädelgrube durch das Foramen jugulare, bildet innerhalb des Foramen jugulare das Ganglion superius und direkt darunter das Ganglion inferius
- zwischen A. carotis interna und V. jugularis interna und zwischen M. stylohyoideus und A. carotis interna kaudalwärts
- zwischen M. stylopharyngeus und M. styloglossus zur seitlichen Schlundwand.

Tab. 16.6: Äste des N. glossopharyngeus

	Funktion	Verlauf	Versorgungsgebiet
N. tympanicus	sensorisch	• Zweigt im Ganglion inferius ab, gelangt durch den Canaliculus tympanicus in die Paukenhöhle • bildet mit den sympathischen Nn. caroticotypanici den Plexus tympanicus	Schleimhaut der Paukenhöhle, Tuba auditiva, Trommelfell
N. petrosus minor	parasympathisch (sekretorisch)	• Geht aus dem Plexus tympanicus hervor • durch ein Knochenkanälchen in die mittlere Schädelgrube, auf der ventralen Fläche der Felsenbeinpyramide unter der Dura • durch das Foramen lacerum in die Fossa infratemporalis, hier Umschaltung der Fasern von prä- auf postganglionär im Ganglion oticum • mit N. auriculotemporalis zur Glandula parotis	Glandula parotis
Rr. pharyngei	motoisch, parasympathisch, sensibel	Bilden mit Ästen aus dem N. vagus und dem Sympathikus den Plexus pharyngeus	☞ N. vagus (X)
R. sinus carotici	parasympathisch		Glomus caroticum und Sinus caroticus
R. musculi stylopharyngei	motorisch		M. stylopharyngeus
Rr. tonsillares	sensibel		Tonsilla palatina, Palatum molle
R. tubarius	sensibel		Tuba auditiva
Rr. linguales	sensibel & sensorisch		hinteres Zungendrittel sensibel und mit Geschmacksfasern

Folge bei Schädigung

- Sensible Ausfälle im oberen Pharynxbereich und des hinteren Drittels der Zunge
- Geschmacksempfindung auf der betroffenen Seite ↓
- Heben des Gaumensegels ↓
- Gaumenzäpfchen weicht zur gesunden Seite ab
- näselnder Sprache und Austritt flüssiger Nahrung aus der Nase durch mangelhafte Abtrennung des Nasopharynx vom Oropharynx.

Ein isolierter Ausfall des N. glossopharyngeus ist klinisch selten. Sehr häufig sind der X. und XI. Hirnnerv mitbetroffen.

X N. vagus

Funktion Sensibel, sensorisch, parasympathisch, motorisch.

Verlauf

- Tritt zusammen mit dem N. accessorius im Sulcus lateralis posterior aus dem Hirnstamm aus
- verläßt die hintere Schädelgrube durch das Foramen jugulare, bildet innerhalb des Foramen jugulare das Ganglion superius und unterhalb das Ganglion inferius
- im Halsbereich im Gefäß-Nervenstrang zwischen A. carotis interna und V. jugularis interna nach kaudal
  - **Rechter Vagus:** Vor A. subclavia dextra durch die obere Thoraxapertur, dann zwischen V. brachiocephalica dextra und Truncus brachiocephalicus, dicht an der Trachea hinter dem Bronchus principalis dexter zur dorsalen Seite des Ösophagus. Nach Durchtritt durch den Hiatus oesophageus des Zwerchfells als Truncus vagalis posterior zur dorsalen Magenfläche, gibt Äste zum Ganglion coeliacum dextrum ab
  - **Linker Vagus:** Nach Eintritt durch die obere Thoraxapertur vor dem Arcus aortae und hinter dem Bronchus principalis sinister zur ventralen Fläche des Ösophagus. Gemeinsam mit dem rechten N. vagus Bildung des Plexus oesophageus. Durch den Hiatus oesophageus des Zwerchfells als Truncus vagalis anterior zur Vorderfläche des Magens, gibt Äste zum Ganglion coeliacum sinistrum ab.

Tab. 16.7: Äste des N. vagus			
	Funktion	**Verlauf**	**Versorgungsgebiet**
R. meningeus	sensibel	Durch das Foramen jugulare in die hintere Schädelgrube	Dura mater der hinteren Schädelgrube
R. auricularis	sensibel	• Geht innerhalb des Ganglion superius aus dem N. vagus ab • gelangt durch den Canaliculus mastoideus zum hinteren Ohrbereich	Innerer Teil des äußeren Gehörgangs, Teil des Trommelfells
Rr. pharyngei	motrisch, sekretorisch, sensibel	Bildung des Plexus pharyngeus mit Ästen aus dem N. glossopharyngeus (IX) und dem Sympathikus	• motorisch: M. constrictor pharyngis inferior, M. constrictor pharyngis medius, M. constrictor pharyngis superior, M. salpingopharyngeus, M. palatopharyngeus, M. levator veli palatini, M. uvulae • parasympathisch (sekretorisch): Glandulae pharyngei • sensibel: Pharynxschleimhaut
N. laryngeus superior	sensibel, motorisch	• Geht unterhalb des Ganglion inferius aus dem N. vagus ab • medial der A. carotis interna zum Cornu majus des Os hyoideum • teilt sich hier in einen motorischen Ramus externus und einen sensiblen R. internus, der mit der A. laryngea superior durch die Membrana thyrohyoidea ins Kehlkopfinnere gelangt	• sensibel: Kehlkopfschleimhaut oberhalb der Rima glottidis • motorisch: M. constrictor pharyngis inferior, M. cricothyroideus
Rr. cardiaci cervicales superiores	parasympathisch	Gelangen entlang der A. carotis communis zum Herzen, wo sie den Plexus cardiacus bilden	Hemmung der Schlagfrequenz (neg. chronotrop) und der Erregungsleitungsgeschwindigkeit (neg. dromotrop)
N. laryngeus recurrens	parasympathisch	• Umschlingt links den Aortenbogen lateral vom Lig. arteriosum, rechts die A. subclavia • zwischen Trachea und Ösphagus nach kranial • dorsal der Schilddrüse	Herz, Ösophagus, Trachea

16

Tab. 16.7: Äste des N. vagus			
	Funktion	**Verlauf**	**Versorgungsgebiet**
N. laryngeus inferior	sensibel, motorisch	Endast des N. laryngeus recurrens	• sensibel: Kehlkopfschleimhaut unterhalb der Rima glottidis • motorisch: M. cricoarytenoideus posterior, M. cricoarytenoideus lateralis, M. arytenoideus transversus, M. arytenoideus obliquus, M. vocalis, M. aryepiglotticus, M. thyroarytenoideus, M. thyroepiglotticus
Rr. cardiaci cervicales superiores	parasympathisch	Fasern zum Plexus cardiacus, die teilweise auch vom N. laryngeus recurrens abgehen	Herz
Rr. tracheales, Rr. bronchiales, Rr. oesophagei	parasymphatisch (sensibel, viszeromotorisch,sekretorisch)	Rr. tracheales et bronchiales bilden den Plexus pulmonalis	Lunge, Ösophagus
Plexus oesophageus	parasymphatisch (sensibel, viszeromotorisch,sekretorisch)	Über die Trunci vagales anterior et posterior zur Vorder- und Rückseite des Ösophagus	Ösophagus
Rr. gastrici anteriores	parasymphatisch (sensibel, viszeromotorisch, sekretorisch)	• Aus dem Truncus vagalis anterior • Ausbreitung auf der Magenvorderwand bis zum Pylorus	Magenvorderseite, Leber
Rr. gastrici posteriores	parasymphatisch (sensibel, viszeromotorisch, sekretorisch)	• Aus dem Truncus vagalis posterior • Ausbreitung auf der Magenrückseite • gibt einen Ast zum Plexus coeliacus ab	• Magenrückseite, • über Äste zum Plexus coeliacus Milz, Niere, Pankreas, Gallenwege und Darm bis einschließlich Querkolon

Folge bei Schädigung

Die isolierte und komplette Lähmung des N. vagus ist selten. Häufiger kommt es zur gemeinsamen Schädigung der Nn. IX, X und XI bei Schädelbasisbrüchen oder Tumoren im Bereich des Foramen

16

jugulare mit Schluckbeschwerden, Gaumensegellähmung mit Abweichen der Uvula zur gesunden Seite und näselnder Aussprache. Durch Läsion der Vagusäste, die das Herz versorgen, kommt es zu Tachykardie oder Arrythmie.
Einseitige Lähmung des N. laryngeus recurrens führt zu Heiserkeit, beidseitige Lähmung zu starker Atemnot.

XI N. accessorius

Funktion Motorisch.

Verlauf
Besteht aus Radices spinales (Wurzeln aus dem Rückenmark) und Radices craniales (Wurzeln aus der Medulla oblongata).
- **Radices craniales:** verlassen die Medulla oblongata im Sulcus dorsolateralis
- **Radices spinales:** ziehen durch das Foramen occipitale magnum in die hintere Schädelgrube, wo sie sich mit den Radices craniales vereinigen.

Der Nerv tritt durch das Foramen jugulare und teilt sich in einen Ramus internus und R. externus.
- **Ramus internus:** gibt Fasern an den N. vagus ab
- **R. externus:** kreuzt die V. jugularis interna und zieht weiter zu den Mm. sternocleidomastoideus und trapezius. Der Ast zum M. trapezius zieht durch das laterale Halsdreieck, über dem M. levator scapulae liegend, zur Innenfläche des M. trapezius und geht Verbindungen mit Ästen des Plexus cervicalis ein.

Funktion
- **R. internus:** über branchiomotorische Fasern Innervation der Schlund- und Kehlkopfmuskulatur
- **R. externus:** M. sternocleidomastoideus, M. trapezius.

Folge bei Schädigung
- Läsion des Astes zum M. trapezius: Heben des Armes über die Horizontale ↓
- Läsion des Astes zum M. sternocleidomastoideus: Kinn weicht beim Kopfneigen zur gelähmten Seite ab; Rotation des Kopfes zur gesunden Seite gegen Widerstand ↓.

XII N. hypoglossus

Funktion Motorisch.

Verlauf

- Austritt aus der Medulla oblongata im Sulcus ventrolateralis zwischen Pyramide und Olive
- verläßt die Schädelhöhle im Canlis hypoglossalis
- lateral über A. carotis interna und externa sowie V. jugularis interna
- bogenförmig unter dem hinteren Bauch des M. digastricus in einer Spalte zwischen M. mylohyoideus und M. hyoglossus zur Binnenmuskulatur der Zunge.

Versorgungsgebiet

M. genioglossus, M. hyoglossus, M. chondroglossus, M. styloglossus, M. palatoglossus, M. longitudinalis superior, M. longitudinalis inferior, M. transversum linguae, M. verticalis linguae, M. geniohyoideus.

Folge bei Schädigung

- Sprech- und Schluckstörungen
- die herausgestreckte Zunge weicht zur gelähmten Seite ab.

Besonderheiten

Die Bahn des N. hypoglossus wird von Fasern aus den Spinalnerven C1 und C2 benützt, welche ihn zum größten Teil als Radix superior ansae cervicalis verlasen, um mit Fasern aus C2 und C3 (Radix inferior) die Ansa cervicalis zu bilden (☞ 11.2.5).

17

Vegetatives Nervensystem

Einteilung
Hinsichtlich struktureller und funktioneller Gegebenheiten in zwei meist antagonistische Anteile:
- Sympathikus
- Parasympathikus.

Integrations- und Steuerzentrum Hypothalamus (Zwischenhirn)

Untergeordnete Zentren
- **Sympathikus:** im Thorakal- und Lumbalmark
- **Parasympathikus:** im Hirnstamm und im Sakralmark.

Aufbau der Nervenzellen
Motorische Systeme des vegetativen Nervensystems besitzen zwei Neurone. Die Umschaltung vom ersten auf das zweite Neuron geschieht in den vegetativen Ganglien.
- **Sympathikus:** erstes Neuron stets kurz, zweites Neuron lang (Ganglien in ZNS-Nähe)
- **Parasympathikus:** erstes Neuron stets lang, zweites Neuron kurz (Ganglien in Organnähe, meist intramurale Ganglien).

Vegetative Nervenfasern bilden in der Peripherie sehr häufig Plexus (Geflechte) aus, die sich meistens in der Nähe der Organe befinden, die von diesem Plexus aus dann vegetativ innerviert werden. Man findet sie oft entlang großer arterieller Gefäße.

Erregungsübertragung
Sympathikus und Parasympathikus verwenden z.T. unterschiedliche Transmitter.

Erstes Neuron
- Sympathikus: Acetylcholin
- Parasympathikus: Acetylcholin.

Zweites Neuron
- Sympathikus: Noradrenalin
- Parasympathikus: Acetylcholin.

Efferenz und Afferenz

Die Unterteilung in Sympathikus und Parasympathikus bezieht sich nur auf die efferenten vegetativen Nervenfasern. Die afferenten vegetativen Impulse werden wie die somatischen über die verschiedenen peripheren Nerven ins ZNS geleitet, von wo aus sie größtenteils reflektorisch auf efferente vegetative System, z.T. aber auch auf weiterleitende Bahnen zu höheren Hirnzentren verschaltet werden.

17.1 Sympathikus

Ursprung

- Zellkerne des 1. (präganglionären) Neurons im Seitenhorn des Thorakal- und Lumbalmarks (C8–L2/L3)
- Neurone werden großenteils direkt neben der Wirbelsäule in den Ganglien des Truncus sympathicus (Grenzstrang) umgeschaltet.

Truncus sympathicus

Der Truncus sympathicus (Grenzstrang) ist ein Geflecht aus Ganglien und vegetativen Fasern. Er ist rechts und links neben der Wirbelsäule gelegen und reicht von der Schädelbasis bis zum Os coccygis.

Zervikaler Anteil des Truncus sympathicus

Lokalisation

Neben der zervikalen Wirbelsäule,
besteht aus drei sympathischen Ganglien:

- Ganglion cervicale superius
- Ganglion cervicale medius
- Ganglion cervicale inferius, meist mit dem obersten Thorakalganglion zum Ganglion cervicothoracicum (Ganglion stellatum) verschmolzen.

Funktion

Schaltstelle der ersten sympathischen Neuronen im oberen Thorakalmark, deren Fortsätze sich zwischen den Grenzstrangganglien bis in das Ganglion cervicale superius hinein erstrecken.

Versorgungsgebiet
- Kopf
- Hals
- obere Extremität.

Teilweise ziehen die Fasern der zweiten Neurone mit den zervikalen Spinalnerven in die entsprechenden zervikalen Hautdermatome, teilweise mit den Gefäßen.

Thorakaler Anteil des Truncus sympathicus

Lokalisation
In Höhe der Rippenköpfe vor den Interkostalgefäßen besteht aus 12 thorakalen Grenzstrangganglien.

Versorgungsgebiet
- Obere Extremität
- Herz (Plexus cardiacus)
- Ösophagus (Plexus oesophageus)
- Lunge (Plexus pulmonalis)
- Gastrointestinaltrakt (Magen/Darm bis Colon transversum) sowie der damit verbundenen exokrinen Drüsen wie Leber und Pankreas und der Nieren durch
  - N. splanchnicus major (aus präganglionären Fasern der Grenzstrangganglien V–IX)
  - N. splanchnicus minor (führt präganglionäre Fasern der Grenzstrangganglien X und XI).

Bauch- und Beckenteil des Truncus sympathicus

Lokalisation
Im lumbalen und sakralen Wirbelsäulenbereich von präganglionären Fasern aus dem Lumbalmark versorgt.

Von diesen Ganglien werden Fasern an die Nn. splanchnici lumbales und sacrales abgegeben, die mit parasympathischen Fasern im Beckenraum den Plexus hypogastricus (vegetatives Nervengeflecht) bilden.

Versorgungsgebiet
- Ableitende Harnwege
- Geschlechtsorgane
- Nebennieren
- Colon descendens und Rektum
- untere Extremität.

Tab. 17.1: Versorgungsgebiet und Lokalisation erster und zweiter Neurone

Innervierte Körperregion	Ursprung der präganglionären Fasern (1. Neuron)	Ursprung der postganglionären Fasern (2. Neuron)
Auge	Th1–Th2	Ganglion cervicale superius
Kopf und Hals	Th1–Th4	Ganglion cervicale superius, medius und inferius
Herz	Th1–Th5	Alle Zervikalganglien und obere Thorakalganglien
Lungen mit Bronchien	Th1–Th5	Ganglion cervicale inferius, Ganglion thoracicum superius
Magen/Darm bis Colon transversum	Th6–Th10 (Nn. splanchnici)	Ganglion coeliacum, Ganglion mesentericum superius
Colon descendens und Rektum	L1–L2	Ganglion mesentericum inferius
Nebennieren	Th10–L1	Nebennierenmark
Niere und Blase	Th12–L2	Ganglion coeliacum und Plexus hypogastricus
Genitale	Th12–L2	Ganglion coeliacum
Obere Extremität	Th2–Th9	Ganglion cervicale inferius und obere Thorakalganglien
Untere Extremität	Th10–L2	Lumbal- und obere Sakralganglien

17.2 Parasympathikus

Ursprung

Zellkerne der 1. (präganglionären) Neurone im Stammhirn sowie im 2.–4. Sakralsegment des Rückenmarks.

Hirnstammzentren

Lokalisation

Die parasympathischen Hirnstammzentren sind in den entsprechenden vegetativen Kernen des III., VII., IX. und X. Hirnnervs lokalisiert.

- N. oculomotorius (III): Nuclei Edinger Westphal
- N. facialis (VII): Nucleus salivatorius superior
- N. glossopharyngeus (IX): Nucleus salivatorius inferior
- N. vagus (X): Nucleus dorsalis n. vagi.

17

Sakrale Zentren

Lokalisation

- Präganglionäre Fasern verlassen das Rückenmark der Segmente S2–S5
- gelangen als Nn. splanchnici pelvici über den N. pudendus (☞ 15.2.12) zum Plexus pelvicus (Plexus hypogastricus inferior).

Von hier werden weitere sekundäre Gangliengeflechte gebildet, die entsprechend den von ihnen versorgten Organen als Plexus vesicalis, Plexus rectalis, Plexus uterovaginalis bzw. Plexus prostaticus bezeichnet werden.

Tab. 17.2: Versorgungsgebiet und Lokalisation erster und zweiter Neurone

Erfolgsorgane	Ursprung der präganglionären Fasern (1. Neuron)	Peripherer Nerv	Ursprung der postganglionären Fasern (2. Neuron)
Auge (M. ciliaris, M. sphincter pupillae)	Mittelhirn	N. oculomotorius	Ganglion ciliare
Tränen-, Sublingual- und Submandibulardrüse	Medulla oblongata	N. facialis	Ganglion pterygopalatinum, Ganglion submandibulare
Parotisdrüse	Medulla oblongata	N. glossopharyngeus	Ganglion oticum
Herz	Medulla oblongata	N. vagus	Plexus cardiacus
Lungen mit Bronchien	Medulla oblongata	N. vagus	Plexus pulmonalis
Magen/Darm bis Colon transversum	Medulla oblongata	N. vagus	Plexus gastricus, Plexus myentericus (Auerbach), Plexus submucosus (Meißner)
Colon descendens und Rektum	S2– S5	Nn. splanchnici pelvini	Plexus hypogastricus
Niere und Blase	S2–S5	Nn. splanchnici pelvini	Plexus hypogastricus
Genitale	S2–S5	Nn. splanchnici pelvini	Plexus hypogastricus (bzw. Plexus pelvicus)

17.3 Einflüsse des vegetativen Nervensystems auf wichtige Organsysteme

Tab. 17.3:

Erfolgsorgan	Sympathikuswirkung	Parasympathikuswirkung
Auge		
• M. dilatator pupillae	Pupillenerweiterung (Mydriasis)	—
• M. sphincter pupillae	—	Pupillenverengung (Miosis)
• M. ciliaris	—	Akkommodation (Naheinstellung)
Drüsen		
• Tränendrüse	—	Sekretion
• Schweißdrüsen	Sekretionssteigerung	—
• Speicheldrüsen	Sekretionsminderung, Sekreteindickung	Sekretionssteigerung, Sekretverdünnung
• Magendrüsen	—	Sekretionssteigerung
• Darmdrüsen	—	Sekretionssteigerung
• Nebennierenmark	Sekretion (v.a. Adrenalin)	—
Herz		
• Pulsfrequenz	Steigerung	Senkung
• Erregungsleitungsgeschwindigkeit	Steigerung	Senkung
• Kontraktionskraft	Steigerung	—
Blutgefäße		
• Gastrointestinaltrakt	Konstriktion	Dilatation
• Skelettmuskulatur	Dilatation	—
• Haut	Konstriktion	—
• Herz	Dilatation	—
• Penis/Klitoris	—	Dilatation
Lungen		
• Bronchialmuskulatur	Dilatation	Konstriktion
• Bronchialdrüsen	Sekretionsminderung	Sekretionssteigerung
Gastrointestinaltrakt		
• Motilität	Minderung der Peristaltik	Steigerung der Peristaltik
• Sphinktermuskeln	Kontraktion (Verschluß)	Dilatation (Öffnung)
Leber	Glykogenhydrolysesteigerung	—
Fettgewebe	Triglyceridhydrolysesteigerung	—
Pankreas		
• exokrin	Sekretionsminderung	Sekretionssteigerung
• endokrin (Insulin)	Sekretionsminderung	Sekretionssteigerung

Tab. 17.3:		
Erfolgsorgan	**Sympathikuswirkung**	**Parasympathikuswirkung**
Harnblase		
• M. detrusor vesicae (Wandmuskulatur)	—	Kontraktion (Blasenentleerung)
• M. sphinkter vesicae	Kontraktion (Blasenverschluß)	—
Uterus		
• schwanger	Kontraktion	—
• nicht schwanger	Relaxation	—
Penis	Ejakulation	Erektion
M. erector pili (Hauthärchenmuskel)	Kontraktion („Gänsehaut")	—

17

Index

Gelenke

Muskeln

Nerven

Index

L

M

N

O

P